糖尿病医療者のための

災害時 糖尿病診療マニュアル

2024

日本糖尿病学会・日本糖尿病協会 編・著

文光堂

利益相反（COI）の開示

　日本糖尿病学会・日本糖尿病協会「糖尿病医療者のための災害時糖尿病診療マニュアル2024」改訂委員会では，委員・執筆協力者と糖尿病および関連疾患に関与する企業との間の経済的関係につき，以下の基準で委員・執筆協力者より過去3年間の利益相反状況の申告を得た．

＜利益相反開示項目＞　該当する場合は具体的な企業名（団体名）を記載．該当しない場合は「—」を記載する．

> A.　申告者の申告事項
> 1.　企業や営利を目的とした団体の役員，顧問職の有無と報酬額（1つの企業・団体からの報酬額が年間100万円以上）
> 2.　株の保有と，その株式から得られる利益（1つの企業の年間の利益が100万円以上，あるいは当該株式の5％以上を保有する場合）
> 3.　企業や営利を目的とした団体から支払われた特許権使用料（1つの特許使権用料が年間100万円以上）
> 4.　企業や営利を目的とした団体から会議の出席（発表，助言など）に対し，研究者を拘束した時間・労力に対して支払われた日当，講演料など（1つの企業・団体からの年間の講演料が合計50万円以上）
> 5.　企業や営利を目的とした団体がパンフレットなどの執筆に対して支払った原稿料（1つの企業・団体からの年間の原稿料が合計50万円以上）
> 6.　企業や営利を目的とした団体が提供する研究費（1つの企業・団体から医学系研究（共同研究，受託研究，治験など）に対して申告者が実質的に使途を決定し得る研究契約金の総額が年間100万円以上）
> 7.　企業や営利を目的とした団体が提供する奨学（奨励）寄附金（1つの企業・団体から申告者個人または申告者が所属する講座・分野または研究室に対して申告者が実質的に使途を決定し得る寄附金の総額が年間100万円以上）
> 8.　企業などが提供する寄附講座に申告者らが所属している場合
> 9.　研究とは直接に関係しない旅行，贈答品などの提供（1つの企業・団体から受けた報酬総額が年間5万円以上）
> B.　申告者の配偶者，一親等内の親族，または収入・財産を共有する者の申告事項
> 1.　企業や営利を目的とした団体の役員，顧問職の有無と報酬額（1つの企業・団体からの報酬額が年間100万円以上）
> 2.　株の保有と，その株式から得られる利益（1つの企業の年間の利益が100万円以上，あるいは当該株式の5％以上を有する場合）
> 3.　企業や営利を目的とした団体から支払われた特許権使用料（1つの特許権使用料が年間100万円以上）
> C.　申告者の所属する研究機関・部門の長にかかるinstitutional COI開示事項
> 1.　企業や営利を目的とした団体が提供する研究費（1つの企業・団体からの研究費が年間1,000万円以上）
> 2.　企業や営利を目的とした団体が提供する寄附金（1つの企業・団体からの寄附金が年間200万円以上）
> 3.　その他（株式保有，特許使用料，あるいは投資など）

　委員・執筆協力者はすべて「糖尿病医療者のための災害時糖尿病診療マニュアル2024」の内容に関して，糖尿病および関連疾患の医療・医学の専門家あるいは専門医として，科学的および医学的公正さと妥当性を担保し，対象となる疾患の診療レベルの向上，対象患者の健康寿命の延伸・QOL の向上を旨として編集作業を行った．利益相反の扱いに関しては，内科系関連学会の「医学系研究の利益相反（COI）に関する共通指針」に従った．

　申告された企業名は以下の通りである．

・対象期間は2021年1月1日〜2023年12月31日．

・法人表記は省略．企業名は2023年12月時点の名称とし，開示期間内に社名変更があった企業は旧社名を括弧内に記載．

利益相反項目の開示

氏名	開示事項 A-1 / A-9	A-2 / B-1	A-3 / B-2	A-4 / B-3	A-5 / C-1	A-6 / C-2	A-7 / C-3	A-8
朝倉俊成	—	—	—	旭化成ファーマ, ノボ ノルディスク ファーマ	—	—		
	—	—	—		—	—	—	
天川淑宏	—	—	—		—	—		
	—	—	—		—	—	—	
荒木 厚	—	—	—	小野薬品工業, 住友ファーマ（大日本住友製薬）, ノボ ノルディスク ファーマ	—			
	—	—	—		—	—	—	
荒木栄一	—	—	—	MSD, 興和, 住友ファーマ（大日本住友製薬）, ノボ ノルディスク ファーマ	—		住友ファーマ（大日本住友製薬）, 田辺三菱製薬, ノボ ノルディスク ファーマ, ロシュ・ダイアグノスティックス	小野薬品工業, テルモ
	—	—	—		—	—	—	
安西慶三	—	—	—	アステラス製薬, 協和キリン, サノフィ, 住友ファーマ（大日本住友製薬）, 田辺三菱製薬, ノボ ノルディスク ファーマ	—	小野薬品工業, クラシエ, ノボ ノルディスク ファーマ	住友ファーマ（大日本住友製薬）, 日本IDDMネットワーク, 日本医療サービス	—
	—	—	—		—	—	—	
石垣 泰	—	—	—	小野薬品工業, 興和, サノフィ, 住友ファーマ（大日本住友製薬）, 日本イーライリリー, ノボ ノルディスク ファーマ, バイエル薬品	—	第一三共, ノボ ノルディスク ファーマ	小野薬品工業, サノフィ, ノボ ノルディスク ファーマ	—
	—	—	—		—	—	—	
石山裕介	—	—	—		—	—	—	—
	—	—	—		—	—	—	
今井淳太	—	—	—		—	—	—	—
	—	—	—		—	—	—	
岡部 達	—	—	—		—	—	—	—
	—	—	—		—	—	—	
小川 渉	—	—	—		—	—	—	—
	—	—	—		—	—	—	
片桐秀樹	—	—	—		—	村田製作所	住友ファーマ（大日本住友製薬）, 田辺三菱製薬, 日本ベーリンガーインゲルハイム	—
	—	—	—		—	—	—	

| 氏名 | 開示事項 | | | | | | | |
| | A-1 | A-2 | A-3 | A-4 | A-5 | A-6 | A-7 | A-8 |
	A-9	B-1	B-2	B-3	C-1	C-2	C-3	
加藤泰久	—	—	—	—	—	—	—	—
	—	—	—	—	—	—	—	
金子慶三	—	—	—	—	—	—	—	—
	—	—	—	—	—	—	—	
神谷英紀	—	—	—	アステラス製薬, アストラゼネカ, MSD, 大塚製薬, 小野薬品工業, キッセイ薬品工業, 興和, サノフィ, 三和化学研究所, 住友ファーマ(大日本住友製薬), 第一三共, 田辺三菱製薬, 日本ベーリンガーインゲルハイム, 日本イーライリリー, ノバルティスファーマ, ノボノルディスクファーマ	—	小野薬品工業, 興和, CBC, パレクセル・インターナショナル, フクダ電子	住友ファーマ(大日本住友製薬), 大正製薬, 武田薬品工業, ノボノルディスクファーマ	—
	—	—	—	—	—	—	—	
苅尾七臣	—	—	—	大塚製薬, オムロンヘルスケア, CureApp, 協和キリン, 第一三共, テルモ, ノバルティスファーマ, ノボノルディスクファーマ, ヴィアトリス製薬	—	アリバス, エドワーズライフサイエンス, オムロンヘルスケア, CureApp, フクダ電子	大塚製薬, 住友ファーマ(大日本住友製薬), 第一三共, 日本ベーリンガーインゲルハイム	—
	—	—	—	—	オムロンヘルスケア, フクダ電子	—	—	
久木山厚子	—	—	—	—	—	—	—	—
	—	—	—	—	—	—	—	
児玉慎二郎	—	—	—	—	—	—	—	—
	—	—	—	—	—	—	—	
小林邦久	—	—	—	—	—	—	—	—
	—	—	—	—	—	—	—	
近藤龍也	—	—	—	—	—	—	—	—
	—	—	—	—	—	—	—	
櫻井　滋	—	—	—	—	—	—	—	—
	—	—	—	—	—	—	—	
佐藤　譲	—	—	—	小野薬品工業, 住友ファーマ(大日本住友製薬), 田辺三菱製薬, 日本ベーリンガーインゲルハイム, 日本イーライリリー	—	—	—	—
	—	—	—	—	—	—	—	
澤田正二郎	—	—	—	—	—	—	—	—

氏名	A-1	A-2	A-3	A-4	A-5	A-6	A-7	A-8
	A-9	B-1	B-2	B-3	C-1	C-2	C-3	
島田 朗	—	—	—	アボットジャパン, サノフィ, 住友ファーマ(大日本住友製薬), テルモ, 日本イーライリリー, ノボノルディスクファーマ	—	—	—	—
	—	—	—	—	—	—	—	
杉山 隆	—	—	—	—	—	—	—	—
	—	—	—	—	—	—	—	
諏訪部 章	—	—	—	—	—	—	—	—
	—	—	—	—	—	—	—	
瀬ノ口隆文	—	—	—	—	—	—	—	—
	—	—	—	—	—	—	—	
田中純太	—	—	—	—	—	—	—	—
	—	—	—	—	—	—	—	
富田博秋	—	—	—	—	—	—	—	—
	—	—	—	—	—	—	—	
富田益臣	—	—	—	—	—	—	—	—
	—	—	—	—	—	—	—	
中澤 徹	—	—	—	—	—	NECソリューションイノベータ, キヤノン, 興和, 参天製薬, トーメーコーポレーション, ノバルティスファーマ, ロート製薬	—	千寿製薬, トプコン, ニデック
	—	—	—	—	—	—	—	
中島 誠	—	—	—	第一三共	—	—	—	—
	—	—	—	—	—	—	—	
永渕美樹	—	—	—	—	—	—	—	—
	—	—	—	—	—	—	—	
西田健朗	—	—	—	アボットジャパン, 協和キリン, 住友ファーマ(大日本住友製薬), 田辺三菱製薬, 日本イーライリリー, ノボノルディスクファーマ	—	—	—	—
	—	—	—	—	—	—	—	
羽尾清貴	—	—	—	—	—	—	—	—
	—	—	—	—	—	—	—	
花谷聡子	—	—	—	—	—	—	—	—
	—	—	—	—	—	—	—	
藤澤美穂	—	—	—	—	—	—	—	—
	—	—	—	—	—	—	—	
本田千晶	—	—	—	—	—	—	—	—
	—	—	—	—	—	—	—	

開示事項

氏名	開示事項							
	A-1	A-2	A-3	A-4	A-5	A-6	A-7	A-8
	A-9	B-1	B-2	B-3	C-1	C-2	C-3	
三島裕子	—	—	—	—	—	—	—	
	—	—	—	—	—	—	—	
三鴨廣繁	—	—	—	—	—	—	—	
	—	—	—	—	—	—	—	
本島寛之	—	—	—	—	—	—	—	
	—	—	—	—	—	—	—	
森　伸晃	—	—	—	—	—	—	—	
	—	—	—	—	—	—	—	
森下啓明	—	—	—	—	—	—	—	
	—	—	—	—	—	—	—	
安田　聡	—	—	—	大塚製薬, 小野薬品工業, 第一三共, 日本ベーリンガーインゲルハイム, ノバルティスファーマ, バイエル薬品	—	NECソリューションイノベータ, 第一三共, 日本電気, バイエル薬品	アボットメディカルジャパン, 住友ファーマ(大日本住友製薬), 田辺三菱製薬, 日本ベーリンガーインゲルハイム, バイエル薬品, ボストン・サイエンティフィックジャパン, ロシュ・ダイアグノスティックス	アボットメディカルジャパン, 大塚製薬, 小野薬品工業, 興和, サウンドウェーブイノベーション, 塩野義製薬, ゼオンメディカル, 武田薬品工業, テスコ, テルモ, 日本新薬, 日本ベーリンガーインゲルハイム, 日本光電工業, 日本メドトロニック, 日本ライフライン, バイオトロニックジャパン, 持田製薬
	—	—	—	—	—	—	—	
矢田部裕介	—	—	—	—	—	—	—	—
	—	—	—	—	—	—	—	
八幡和明	—	—	—	—	—	—	—	
	—	—	—	—	—	—	—	
山﨑真裕	—	—	—	第一三共	—	—	—	
	—	—	—	—	—	—	—	
山添淳一	—	—	—	—	—	—	—	
	—	—	—	—	—	—	—	

日本糖尿病学会：組織としての利益相反項目の開示

日本糖尿病学会の事業活動における資金提供を受けた企業を記載する．
（対象期間は2021年1月1日〜2023年12月31日）　　　　　　　　　　　　　　　　（企業名は50音順）

1. 日本糖尿病学会の事業活動に関連して，資金（寄付金等）を提供した企業名

①共催セミナー

アークレイマーケティング，旭化成ファーマ，アステラス製薬，アストラゼネカ，アボットジャパン，MSD，エムベクタ（BDダイアベティーズケア），オーソ・クリニカル・ダイアグノスティックス，大塚製薬，小野薬品工業，キッセイ薬品工業，協和キリン，興和，寿製薬，サノフィ，三和化学研究所，塩野義製薬，神鋼環境ソリューション，住友ファーマ（大日本住友製薬），積水メディカル，第一三共，大正製薬，武田薬品工業，田辺三菱製薬，帝人ファーマ，帝人ヘルスケア，Dexcom，テルモ，日機装，日本ベーリンガーインゲルハイム，日本ベクトン・ディッキンソン，ニプロ，日本イーライリリー，日本メドトロニック，ノーベルファーマ，Noster，ノバルティスファーマ，ノボ ノルディスク ファーマ，バイエル薬品，ファイザー，フクダ電子，富士薬品，ミカレア，ミナリスメディカル，明治，メディパルホールディングス，持田製薬，LifeScan Japan，ロシュ・ダイアグノスティックス，ロシュDCジャパン

②賛助会員

アークレイマーケティング，アステラス製薬，アストラゼネカ，アボットジャパン，エスアールエル，MSD，エムベクタ（日本ベクトン・ディッキンソン），小野薬品工業，科研製薬，キッセイ薬品工業，協和キリン，興和，サノフィ，三和化学研究所，塩野義製薬，シスメックス，住友ファーマ（大日本住友製薬），積水メディカル，第一三共，大正製薬，武田薬品工業，田辺三菱製薬，中外製薬，帝人ファーマ，テルモ，東ソー，日本ベーリンガーインゲルハイム，ニプロ，日本イーライリリー，日本成人病予防協会，日本たばこ産業，日本メドトロニック，Noster，ノボ ノルディスク ファーマ，ハーバー研究所（HプラスBライフサイエンス），PHC，文光堂，堀場製作所，LifeScan Japan，ロシュDCジャパン

③研究助成

アステラス製薬，アボットジャパン，MSD，サノフィ，帝人ファーマ，日本ベーリンガーインゲルハイム，日本イーライリリー，ノボ ノルディスク ファーマ

④顕彰制度

サノフィ，日本イーライリリー，ノボ ノルディスク ファーマ

2. 本書籍作成に際して，資金提供した企業名

—

法人表記は省略．企業名は2023年12月時点の名称とし，開示期間内に社名変更があった企業は旧社名を（　）内に記載．

日本糖尿病協会：組織としての利益相反項目の開示

日本糖尿病協会の事業活動における資金提供を受けた企業を記載する．
（対象期間は2021年1月1日〜2023年12月31日）　　　　　　　　　　　　　　　　（企業名は50音順）

1. 日本糖尿病協会の事業活動に関連して，資金（寄付金等）を提供した企業名

①共催セミナー

アステラス製薬，アボットジャパン，MSD，エムベクタ（BDダイアベティーズケア），小野薬品工業，寿製薬，サノフィ，住友ファーマ（大日本住友製薬），第一三共，大正製薬，田辺三菱製薬，帝人ファーマ，帝人ヘルスケア，テルモ，日本ベーリンガーインゲルハイム，日本イーライリリー，ノボ ノルディスク ファーマ

②賛助会員

アークレイマーケティング，浅田飴，味の素，アステラス製薬，アストラゼネカ，アボットジャパン，あんしん少額短期保険（エクセルエイド少額短期保険），江崎グリコ，MSD，エムベクタ（BDダイアベティーズケア），おいしい健康，大塚食品，小野薬品工業，協和キリン，興和，コームラ，サノフィ，サラヤ，サンスター，三和化学研究所，住友ファーマ（大日本住友製薬），第一三共，大正製薬，田辺三菱製薬，ティーペック，帝人ファーマ，ティ・プラス，テルモ，東ソー，日医工，ニック，日本ベーリンガーインゲルハイム，ニプロ，日本イーライリリー，日本メドトロニック，ノバルティス ファーマ，ノボ ノルディスク ファーマ，PHC，ファンデリー，松谷化学工業，LifeScan Japan，ロシュDCジャパン

③研究助成

小野薬品工業，サノフィ，ノボ ノルディスク ファーマ

④顕彰制度

2. 本書籍作成に際して，資金提供した企業名

—

法人表記は省略．企業名は2023年12月時点の名称とし，開示期間内に社名変更があった企業は旧社名を（　）内に記載．

はじめに

　日本は地震・津波や洪水，台風など，何度も大きな災害に見舞われてきた．災害医療体制はこのような災害を経験し，その反省と課題をもとに発展してきた．特に日本の災害医療発展の大きな契機となったのが1995年の阪神・淡路大震災であり，「避けられた災害死」が多く発生したとされる．この際の様々な問題点を踏まえて，広域災害救急医療情報システム（emergency medical information system：EMIS）や災害派遣医療チーム（Disaster Medical Assistance Team：DMAT）の設立，災害拠点病院の指定や広域医療搬送計画の作成が行われた．

　2011年の東日本大震災では，これらのシステムが機能し，災害急性期の様々な医療ニーズに対応することで「避けられた災害死」の回避に貢献した．一方で，「災害関連死」が避難者の0.79％に発生し，継続した医療・保健・福祉の総合的支援の提供が重要であることが認識された．

　2016年の熊本地震では，DMATや日本医師会災害医療チーム（Japan Medical Association Team：JMAT），日本赤十字社の救護班などの多数の災害医療支援チームが連携することによって，時間的な空白を生じることなく災害亜急性期以降の医療体制へ移行することができ，災害関連死を避難者の0.15％まで減らすことができた．しかし，それでも災害関連死者数は全死者数の8割を占めており，発災時に助かった命を守るためのさらなる対策が必要であることが認識された．

　糖尿病患者は，急性の代謝失調を起こしやすい，食事の変化に影響を受けやすいなどの特徴がある．また，インスリンなどの注射を受けている患者では，特殊な治療器具や薬剤が必要であるなど，災害の影響を受けやすい．従って，災害に備えた患者や医療者の教育の必要性が高く，また災害時には支援が必要となる可能性が高い．

　東日本大震災の際に日本糖尿病学会によって災害時の糖尿病医療に関する学術調査研究事業が立ち上げられ，2014年に『糖尿病医療者のための災害時糖尿病診療マニュアル』（第1版）が刊行された．その後10年が経過し，この間に発生した熊本地震の際には，このマニュアルで提唱された糖尿病医療支援チーム（Diabetes Medical Assistance Team：DiaMAT）を想定した熊本糖尿病支援チーム（Kumamoto Diabetes Assistance Team：K-DAT）が設立され，被災地支援が行われるなど，このマニュアルの有用性が示された．一方，この間に新規糖尿病治療薬が出たりインスリンポンプ治療が発展するなど糖尿病診療も大きく変わってきており，マニュアルの改訂が必要となってきた．

　本書『糖尿病医療者のための災害時糖尿病診療マニュアル2024』では，日本糖尿病学会に加えて日本糖尿病協会にもご協力いただき，特にこれまで災害を経験されたメンバーを中心に策定委員会に入っていただき改訂を行った．本書が，平時の災害に備えた医療者への教育や，いつか起こるであろう災害時の糖尿病診療に役立つことを願うものである．

2024年3月

「糖尿病医療者のための災害時糖尿病診療マニュアル2024」改訂委員会

災害時の糖尿病医療における日本糖尿病学会の役割

　糖尿病患者は，急性の代謝失調を起こしやすく，食事の変化に影響を受けやすい．インスリンなどの注射を受けている患者では特殊な器具や薬剤が必要であり，災害の影響を受けやすい．従って，災害に備えた患者や医療者の教育の必要性が高く，また災害時には支援を行う必要が出てくる．

　災害に対する備えとして，日本糖尿病学会は日本糖尿病協会と協力し，ライフラインや情報の整備を行う必要がある．特にインスリン依存状態にある糖尿病患者を登録し，その所在やインスリン所持の状況などを確認できるシステムの構築が重要であろう．薬物治療中の糖尿病患者全般においても，水，食品のみならず薬剤の備蓄を行うように日頃より指導を行っていく必要がある．また，所属する医療機関において，災害に備えた訓練を定期的に行う必要がある．後述される糖尿病医療支援チーム（Diabetes Medical Assistance Team：DiaMAT）の中で，日本糖尿病学会の各支部（北海道，東北，関東甲信越，中部，近畿，中国・四国，九州）の支部長を支部の責任者，日本糖尿病協会の各支部の理事を副責任者とし，さらに各支部に所属する都道府県の単位で日本糖尿病学会と日本糖尿病協会の都道府県の代表が責任者となり，行政との連携を図りながら日本糖尿病学会の専門医，日本糖尿病協会の糖尿病認定医，各都道府県や地域の連携医，日本糖尿病療養指導士（Certified Diabetes Educator of Japan：CDEJ），地域糖尿病療養指導士（Certified Diabetes Educator Local：CDEL）が協力してDiaMATの組織を構成することが考えられている．

　実際に災害が発生した場合，各支部の責任者は各都道府県の責任者と連携し，先ず災害のレベルに応じてDiaMATによる支援体制（レベル1～3）を調整する．さらにそのレベルに応じてDiaMATを組織し，その派遣体制を調整，派遣を実行する．また，必要に応じて日本糖尿病学会や日本糖尿病協会に対策本部の設置を要請し，必要な医薬品や血糖測定機器などの調達を依頼する．支援にあたるDiaMATには，超急性期，急性期，亜急性期，慢性期などのフェーズに合わせた活動が求められる（Ⅱ-「**2** 糖尿病医療支援チーム（DiaMAT）」参照）．

「糖尿病医療者のための災害時糖尿病診療マニュアル2024」改訂委員会

日本糖尿病学会　代表

荒木栄一

災害時の糖尿病医療における日本糖尿病協会の役割

　大規模災害時は，災害による直接的な健康被害だけでなく，避難に伴って糖尿病など慢性疾患の病状を悪化させる二次的健康被害への対策が必要である．

　日本糖尿病協会と日本糖尿病学会は共同で，災害時の糖尿病医療支援チーム（Diabetes Medical Assistance Team：DiaMAT）（Ⅱ-「**2** 糖尿病医療支援チーム（DiaMAT）」参照）を創設して糖尿病患者の災害に対する備えから，災害超急性期における災害派遣医療チーム（Disaster Medical Assistance Team：DMAT）などの後方支援と，災害急性期，亜急性期，慢性期における被災者への直接支援まで対応する体制を構築している．日本糖尿病協会は，災害に備えた患者および医療スタッフへの災害教育を行い，災害時の患者および医療スタッフへの情報発信とネットワークの構築も準備している．

　糖尿病患者における災害対策は，災害超急性期から急性期を乗り切る「自助」が重要であり，そのため日本糖尿病協会は患者への災害教育として，患者向けの教育資材である防災リーフレット，災害時ハンドブック，災害時サポートマニュアル，避難所で役立つエクササイズ動画も制作した．いずれの資材も日本糖尿病協会のウェブサイトよりダウンロードや視聴が可能である．また医療スタッフ用のeラーニングなどの教育資材を制作し，DiaMATのメンバーだけでなく，糖尿病患者に関わる医療スタッフが活用できる資材を提供する準備をしている．

　災害に備えた情報ツールとしてLINE®の公式アカウントを準備し，日本糖尿病協会事務局で都道府県ごとにアカウントを作成し，災害時に被災地域に応じた情報発信を可能とするとともに，平時よりインスリン依存状態の患者を登録し，災害時に情報ツールとして活用できるシステムも構築している．LINE®は平時には日本糖尿病協会から定期的に患者向けに糖尿病に関連した情報を発信するツールとして使用し，災害時には災害モードに切り替えられるシステムになっている．

　災害における被災地での生活は長期間になることもあり，治療中断，合併症の悪化，精神的ケアなど患者支援を多職種で長期に行える体制作りが必要であり，日本糖尿病協会はその役割を日本糖尿病学会と共に担っている．

「糖尿病医療者のための災害時糖尿病診療マニュアル2024」改訂委員会
日本糖尿病協会　代表
安西慶三

目　次

●はじめに ——————————————————————— ix

●災害時の糖尿病医療における日本糖尿病学会の役割 ————— x

●災害時の糖尿病医療における日本糖尿病協会の役割 ————— xi

I 災害に対する備え ——————————————— 1

1 ライフラインと情報の整備 ································· 2

2 食料や医薬品の備蓄 ··································· 3

3 医療機関の災害対応マニュアル，訓練 ····················· 5

4 地域の医療連携 ······································ 7

5 災害時糖尿病医療従事者の教育 ·························· 9

6 糖尿病患者への啓発 ·································· 13

　　　▶COLUMN　シックデイ対策 ····················· 14

II 災害時の糖尿病医療者の役割 ——————— 15

1 災害派遣医療チーム（DMAT） ························· 16

2 糖尿病医療支援チーム（DiaMAT） ······················ 18

3 医　師 ·· 23

4 看護師，保健師 ···································· 25

5 薬剤師 ·· 29

6 管理栄養士 ··· 32

7 理学療法士，健康運動指導士 ·························· 35

8 公認心理師，臨床心理士 ······························ 38

9 臨床検査技師，臨床工学技士 ·························· 40

10 歯科医師，歯科衛生士 ······························ 43

III 個々の糖尿病病態への対応 ——————— 45

1 全体的な注意事項 ···································· 46

2 インスリン治療者 ···································· 48

    ▶COLUMN インスリンポンプ使用者 ································ 49

3 インクレチン関連薬（注射剤）による治療者 ······················ 51

4 経口血糖降下薬による治療者 ···································· 52

5 食事・運動療法のみの患者 ······································ 57

6 高血糖，低血糖，糖尿病性昏睡 ·································· 59

7 糖尿病合併症・併存疾患

    1. 神経障害 ·· 64

    2. 網膜症 ·· 66

    3. 腎症，透析 ·· 68

    4. 足壊疽，PAD ·· 71

    5. 静脈血栓塞栓症 ·· 73

    6. 感染症 ·· 76

        ▶COLUMN　COVID-19 ································ 78

    7. 心血管疾患 ·· 79

    8. 高血圧（急性増悪） ······································ 82

    9. 脳卒中 ·· 85

    10. 精神疾患 ·· 87

8 特別な配慮が必要な患者・場合

    1. 避難所 ·· 90

    2. 妊　婦 ·· 92

    3. 高齢者 ·· 94

    4. 精神的サポート ·· 96

Ⅳ **患者の備え** ───────────────────────── 99

●引用文献 ──────────────────────────── 104

●引用文献2次元コード一覧 ──────────────────── 109

●索　引 ──────────────────────────── 111

・ウェブ上で利用可能な引用文献・資料は，2次元コードを付した一覧をp. 109～110に掲載した.

・2次元コードのある引用文献・資料は，本文中に ◁[2次元コード] マークをつけて示した.

略語一覧

ABI	ankle-brachial index	下腿-上腕血圧比
ADL	activity of daily living	日常生活動作
α-GI	α-glucosidase inhibitor	α-グルコシダーゼ阻害薬
AKI	acute kidney injury	急性腎障害
ASD	acute stress disorder	急性ストレス障害
BPSモデル	bio-psycho-social model	生物・心理・社会モデル
CDEJ	Certified Diabetes Educator of Japan	日本糖尿病療養指導士
CDEL	Certified Diabetes Educator Local	地域糖尿病療養指導士
CKD	chronic kidney disease	慢性腎臓病
CLTI	chronic limb-threatening ischemia	包括的高度慢性下肢虚血
COVID-19	coronavirus disease	新型コロナウイルス感染症
CSII	continuous subcutaneous insulin infusion	持続皮下インスリン注入療法
DiaMAT	Diabetes Medical Assistance Team	糖尿病医療支援チーム
DKA	diabetic ketoacidosis	糖尿病性ケトアシドーシス
DMAT	Disaster Medical Assistance Team	災害派遣医療チーム
DPAT	Disaster Psychiatric Assistance Team	災害派遣精神医療チーム
DPP-4	dipeptidyl-peptidase 4	ジペプチジルペプチダーゼ4
DVT	deep vein thrombosis	深部静脈血栓症
eGFR	estimated glomerular filtration rate	推算糸球体濾過量
EMIS	emergency medical information system	広域災害救急医療情報システム
GFR	glomerular filtration rate	糸球体濾過量
GIP	glucose-dependent insulinotropic polypeptide	グルコース依存性インスリン分泌刺激ポリペプチド
GLP-1	glucagon-like peptide-1	グルカゴン様ペプチド-1
HbA1c	hemoglobin A1c	ヘモグロビンA1c
isCGM	intermittently scanned continuous glucose monitoring	間歇スキャン式持続血糖測定
JMAT	Japan Medical Association Team	日本医師会災害医療チーム
K-DAT	Kumamoto Diabetes Assistance Team	熊本糖尿病支援チーム
MMWIN	Miyagi Medical and Welfare Information Network	みやぎ医療福祉情報ネットワーク協議会
MRSA	methicillin-resistant *Staphylococcus aureus*	メチシリン耐性黄色ブドウ球菌
PAD	peripheral arterial disease	末梢動脈疾患
PFA	psychological first aid	サイコロジカル・ファースト・エイド
PHR	personal health record	パーソナル・ヘルス・レコード
POCT	Point-of-Care Testing	
PTE	pulmonary thromboembolism	肺血栓塞栓症
PTSD	post-traumatic stress disorder	心的外傷後ストレス障害
QOL	quality of life	生活の質
RAS	renin-angiotensin system	レニン・アンジオテンシン系
RO	reverse osmosis	逆浸透
rtCGM	real-time continuous glucose monitoring	リアルタイム持続血糖測定
SGLT2	sodium-dependent glucose transporter 2	ナトリウム-グルコース共輸送体2
SMBG	self-monitoring of blood glucose	血糖自己測定
SMS	short message service	ショート・メッセージ・サービス
SNS	social networking service	ソーシャル・ネットワーキング・サービス
SPP	skin perfusion pressure	皮膚灌流圧
SSI	surgical site infection	外科周術期感染
SU	sulfonylurea	スルホニル尿素
VEGF	vascular endothelial growth factor	血管内皮増殖因子
VTE	venous thromboembolism	静脈血栓塞栓症

I

災害に対する備え

1 ライフラインと情報の整備

● いつどこで発生するかわからない自然災害，とりわけ地震は突然起こり，ライフラインや医療の崩壊をもたらす可能性がある．

● 東京都の「首都直下地震等による東京の被害想定報告書」によれば，各ライフラインの復旧想定日数は，電力で4日，上水道で17日，ガスで約6週間となっており，自然災害で生き延びるために，糖尿病患者や医療スタッフは緊急時の備えや対処の知識が必要である．

1 ライフライン

● ライフライン断絶時でも自分で判断して実行できる力を身につける．

● 災害に備えて，食料・飲料水・薬剤など準備すべきもの，災害時に持ち出すもの，避難方法と避難場所，地域の災害拠点病院などの情報を，手帳等に記載して家族と共有する．

2 災害時の連絡方法

● 東日本大震災(2011年)では，固定電話，携帯電話，ショート・メッセージ・サービス(SMS)はほとんど使用不可能であったが，LINE®やソーシャル・ネットワーキング・サービス(SNS)は有用であった．

● 家族，患者間，医療者，行政との連絡通信法を準備しておく．

● 日本糖尿病協会では，都道府県ごとに糖尿病患者用，医療スタッフ用のLINE®アカウントを作成予定である．平時は，日本糖尿病協会のイベントや役立つ情報を患者および医療スタッフへ情報配信する．災害が発生した際には，被災地のアカウントを災害モードへ変更し，被災地に必要な情報を適宜配信する．

3 医療情報のバックアップ

● 医療機関におけるバックアップの状況は，厚生労働省の調査では，電子カルテのバックアップデータは95.9%作成しているが，いまだサイバー攻撃を回避する方法での保管は不十分である．

● 個人の医療情報は，糖尿病連携手帳，お薬手帳などの紙媒体で運用されている．

● 今後，個人のバックアップデータは，情報連携アプリなどの電子媒体で検査結果，薬剤情報，健診情報などを保存できるパーソナル・ヘルス・レコード(PHR)が普及し，患者が承諾すればクラウドに保存されたデータを患者のスマートフォンで参照可能となることが期待される．

2 食料や医薬品の備蓄

- 広域に災害が起こった場合には，直後は医療機関も薬局も被災して機能が停止し，交通が遮断されるため，自分の身は自分で守ることが必要である．
- 日頃から災害に備えて，食料，飲料水，医薬品などの必要なものを備えておくことが重要である．

1 食料の備蓄

- 非常食の備蓄は最低3日分，できれば1週間分を準備する必要がある．
- 乳幼児，高齢者，咀嚼力が弱い人，食物アレルギー，慢性疾患など要配慮者がいる家庭では，備蓄する食品は自分や家族への影響を最小限にするように自ら備蓄することが大事である．
- 非常食専用の食材や長期保存用食品は炭水化物と塩分が多いため，血糖上昇，心腎機能障害に留意する．
- 食料の備蓄法に「ローリングストック法」がある．ローリングストック法とは，普段から多めに保存可能な食材を買っておき，少しずつ消費しながら，使った分だけ買い足していく備蓄法である．
- ローリングストック法では食べ慣れた食品を準備する．また，缶詰やレトルト食品の活用を日頃から試してみるように患者に指導する．

2 医薬品や臨床検査器材の備蓄

- 治療薬の備蓄や，食事・水分摂取に関連して休薬すべき薬剤，継続が必須の薬剤などの災害時の対処法を，日頃から主治医と相談するように患者に指導する．
- 備蓄は経口血糖降下薬，インスリン製剤だけでなく，インスリン自己注射関連器材，持続皮下インスリン注入療法（CSII）の器材，自己検査用グルコース測定関連器材などの1～2週間分の備蓄を推奨する．
- 個人レベルではなく，行政などでのより組織化された医薬品の備蓄も，現実化されなければならない．
- 災害時に必要となる医薬品などで行政が備蓄するのは，外科系救急用医薬品と内科系救急用医薬品が主体である．糖尿病，高血圧など慢性疾患の医薬品は，災害拠点薬局を利用した確保・供給体制を，都道府県ごとに整備する．
- インスリン自己注射関連器材，CSIIの器材，自己検査用グルコース測定関連器材は，都道府県の医療機器卸売業者を利用した確保・供給体制を，都道府県ごとに整備する．

● 各都道府県での薬剤および器材の供給・整備については，都道府県の災害薬事コーディネーターと協同で行うことを推奨する．

● 災害に備えて糖尿病治療薬や器材を備蓄し，供給できる薬局および卸売業者をあらかじめGoogleマップなどで可視化しておくことも，災害時に即座に対応するために有効である．

3　医療機関の災害対応マニュアル，訓練

① 災害対応マニュアルの整備・見直し

- 大規模な災害のまっただ中でも，医療機関の職員が組織として落ち着いて行動できるように，災害対応マニュアルを作成し，定期的な見直しを行う．

② 災害対応マニュアルの熟知・訓練

- マニュアルの内容を転勤や配置転換・新規採用の職員も含めた全員に熟知させ，災害訓練の日を決めて定期的に訓練しておくことが重要である．

③ 医療機関の災害対応マニュアル ―事前準備と発災時対応

1．施設の安全を確認する

- 入院患者や地域住民を守れるように，施設が安全基準を満たしているか確認しておく．
- 医療機器や設備，書類棚などの転倒・落下・移動防止措置を行う．
- 水道，酸素，ガス，電気，燃料などの非常用ライフラインの点検を行っておく．
- 土砂災害・津波や洪水発生への対策を立てておく．

2．災害対策本部の設置

- 災害対策本部を設置し，患者・職員の安全を確保・確認のうえ，診療施設の安全性などの情報の収集と整理をして，自施設が診療継続可能かについて判断を行う．
- 自施設が危険と判断した場合は，行政・災害派遣医療チーム（DMAT）との調整を行い，患者や職員を避難所などに避難誘導する．受け入れ可能施設への患者情報提供，搬送手段の確保を行う．

3．緊急時の連絡体制

- 医師，各部署の主任以上のスタッフ，防災担当者，ボイラー，電源などのエネルギー担当者などと連絡がとれるように，職員連絡網を整備しておく．
- 固定電話，携帯電話ともにつながりにくい事態が予想されるため，職員には災害時優先電話の番号を周知させる．携帯電話での災害用伝言板サービスなどの非常時の連絡方法を確認しておく．
- その他，メールなどのデータ通信，各種のSNS・音声通話アプリは有用であ

る．衛星電話，緊急用無線機なども用意しておくとよい．また，災害時に無料開放される無線LAN（Wi-Fi®）サービス00000JAPAN（ファイブゼロジャパン）もある．

4. 人材の確保

- 「地震の場合は震度5以上」など，各種の災害を想定して，職員が自主的に参集する基準を施設で事前に決定し周知しておく．
- 発災時は，各部署では参集の程度と不足の人員について災害対策本部に報告する．
- 災害時に災害対策本部に参加する各部署の責任者を決めておく．

5. 非常用食品，飲料水，医薬品の備蓄

- 入院患者，職員，さらには近隣地域住民の分も含めて備蓄しておく．また，それらを即座に配布できるように整理しておく．発災時には，必要な薬剤，医療機器の院内処方体制を確保する．

6. 地域との連携

- 災害時は1つの施設のみで乗り切れるわけではない．「地域災害医療対策会議」において，災害拠点病院，保健所，郡市区医師会，地域住民団体，糖尿病医療支援チーム（DiaMAT），災害医療コーディネーターなどと連携した災害対策を講じておく．
- 広域災害救急医療情報システム（EMIS）に医療機関の稼動状況など災害医療に関わる情報を入力することで共有し，被災地域での迅速かつ適切な医療・救護に関わる各種情報を集約・提供する．

7. 糖尿病に関連したスタッフの教育と研修，訓練

→I-「**5** 災害時糖尿病医療従事者の教育」を参照．

8. 糖尿病に関連した患者教育

→I-「**6** 糖尿病患者への啓発」および「Ⅳ 患者の備え」を参照．

4 地域の医療連携

① これまでの災害の経験から明らかとなった問題点・課題

- 2011年の東日本大震災では，津波により病院に保管されていた紙カルテが流失・破損し，患者の病歴や過去の診療情報が失われた．また，大規模な停電により電子カルテが使用不可能となり，被災地域における適切な医療の提供が困難になった．

- どのような疾病に対し，どのような薬剤が投与され，どのような処置が施されていたのか等の診療情報は，継続的な医療や介護の提供にとってきわめて重要であるが，その消失は近年の災害時にも繰り返し起こり，避難所や地域医療機関において大きな困難をもたらしている．

- カルテ情報が保存されていたとしても，避難所や避難先の医療機関はその医療情報を利用できないケースが多い．

- 東日本大震災後の日本糖尿病学会の委員会調査によれば，福島県，宮城県，岩手県沿岸では，震災後24時間以上カルテを使用できなかった医療機関が半数以上を占めた[1]．

- 一方，岩手県周産期医療情報連携ネットワークシステム（いーはとーぶ）や，石巻市立病院と山形市立病院済生館との間の医療情報相互バックアップは有用であった．

- 東日本大震災後，医療情報のクラウド化などによるバックアップシステム確立の必要性が認識された．

- 東日本大震災や2016年の熊本地震の発生以降，基幹病院における診療情報は，電子カルテの普及および診療情報のクラウドへの保存や遠隔地域に設置されたサーバへの保存などにより，消失することは少なくなっている．

- 一方，基幹病院以外の医療機関では水害時の診療情報の消失が多く報告されている．基幹病院以外の医療機関においても，電子カルテ導入および診療情報のクラウド環境への保存などの対策が望まれる．

- これまでの災害では，被災地域内での医療機関同士の紹介・逆紹介のシステムに破綻が生じた．地域内の医療機関の多くが被災し診療困難となった場合には，連携した経験のある遠隔地との医療連携によって被災地域の医療連携をカバーする必要が生じることも多い．

- 東日本大震災では日本海側の隣接県（秋田県や山形県）の医療機関へ，熊本地震においては県内南部に位置する市町村への患者の受け入れや隣県の福岡県へ

の透析患者の受け入れが行われた．2020年7月豪雨で水害に遭った熊本県人吉市においては，近隣の八代市や熊本市への患者受け入れが要請された．

● 東日本大震災では，大規模な津波被害によって地域の基幹病院が機能を果たすことが困難となった．災害に強い地域基幹病院の建設や維持はわが国の喫緊の課題といえる．

❷ 災害に備えて求められる医療連携

● 災害に備えた医薬品の備蓄や，医療情報の共有，基幹病院によるバックアップ体制の確立などの面で，地域の医療連携が必要である．

● 広域災害に備えるために，都道府県の境界を越えた医師会，薬剤師会，医薬品卸業団体，衛生材料関連団体などの連携も必要である．行政主導による広域な備蓄や連携体制の構築が必須といえる．

● 災害時を想定した医薬品の流通経路のシミュレーションが必要である．隣接する都道府県の間でも備蓄，流通，医療資材の供給対策を整えておく必要がある．

● バックアップされた情報を災害時に共有・活用するだけでなく，日常の地域医療連携に活用する動きも活発化している．都道府県レベルで診療・調剤・介護に必要な情報（病歴，検査データ，処方内容など）の共有を目指した医療情報ネットワークシステムの構築が進められている．

● 熊本県では「くまもとメディカルネットワーク」が県医師会主導で構築され，質の高い診療・介護の提供に役立っている．多くの基幹病院が利用施設として登録しているが，秘匿性の高い個人情報である医療情報を提供する登録者数の増加には課題もあり，国や都道府県を挙げた啓発・周知活動が望まれる．

● 地域基幹病院には，大規模災害時にも病院機能が確保されるよう，建物，付帯設備の耐震化とともに，水，電力，燃料，通信などのライフラインが途絶した場合に備えた非常用貯水槽の設置，自家発電装置，燃料タンクの増強などが必要である．

● おのおのの医療機関は，平常時からの病診連携や各種の勉強会などによって基幹病院や行政保健師との連携を強化しておくことが重要である．「顔の見える関係づくり」を，日常の医療連携，糖尿病啓発活動，糖尿病腎症対策などの業務を通じて進めておけば，混乱の生じている災害時でも迅速かつ適切な糖尿病患者支援体制の構築につながると思われる．

● 被災地域の医療連携は，災害の規模が小さければ当該地域のみで再構築できる場合もある．隣接地域や同一都道府県内の医療機関との連携が必要な場合も多いため，必要に応じて都道府県を越えた医療連携を確立できるよう準備する必要がある．

5 災害時糖尿病医療従事者の教育

1 医療従事者の教育

- 日本では，この105年間で震度7以上の大型地震が直近30年に集中しており，その分布は全国に広く分散している[2]．したがって，どの地域でも地震に対する備えは必須である．

  2次元コード
  文献2)

- 昨今頻度が増している台風や水害などの自然災害全般に対しても，同様の備えが必要である．

- 災害時には，糖尿病患者は食事療法，運動療法，薬物療法のいずれもが同時に困難な状況に陥りやすく，血糖コントロールが不安定になりやすい[3~6]．

- 過去の自然災害の教訓をもとに，日本糖尿病学会と日本糖尿病協会において災害時の糖尿病医療支援チーム（DiaMAT）の設立準備が進められている．この支援活動は，3つの柱（平時の災害への備え，防災教育，発災時の支援）（図1）から成立しており，DiaMATを構成する糖尿病医療従事者はこのすべてに精通している必要がある．

- DiaMATの組織の詳細，活動内容については，II-「2 糖尿病医療支援チーム（DiaMAT）」を参照．

2 平時の災害への備え

- 平時には管理が良好な糖尿病患者においても，災害時には状態が悪化しやすい．

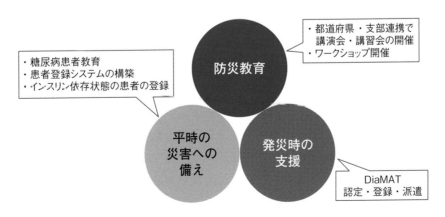

図1　DiaMATの支援活動

9

● その理由として，炭水化物中心の食事や活動量の低下，ストレス，糖尿病治療薬の不足・不適合から血糖値が上昇しやすいこと，また食料不足や夜間に絶食が長時間に及ぶための低血糖リスクの増加などが挙げられる．

● 高血糖の持続やインスリン製剤を含む糖尿病治療薬の不足は，感染症や高血糖緊急症による救急搬送リスクを高める．

1. 糖尿病患者指導

● 糖尿病患者において，食事量の不安定さや薬物療法に調整が必要となる状態は，シックデイに類すると考えられ，災害対策における患者側の準備を促す意味でもシックデイ指導の徹底・拡充が重要である．

● 日常の診療から，体調不良時や食事が摂れないときに中止・減量すべき薬剤について繰り返し確認しておくことが，災害時の低血糖や副作用発現の予防に役立つ．

● 患者が指示エネルギー量を把握し，日頃から食品のエネルギー表示を確認する習慣をつけることで，災害時の不安定な食事環境でもエネルギー摂取量に応じた血糖コントロールが実践できる．

● 1〜2週間分の治療薬・器材を発災時に即座に持ち出せるようポーチなどにまとめておくことを指導し，お薬手帳や糖尿病連携手帳の携行を勧めるとともに，記載されている情報を携帯電話やスマートフォンのカメラなどで撮影しておくよう指導する．

● 詳細は，Ⅰ-「**6** 糖尿病患者への啓発」ならびに「Ⅳ 患者の備え」を参照．

2. 医療機関としての準備

● 災害に備えて，糖尿病関連薬剤・器材（インスリン注射針や消毒用アルコール綿，持続皮下インスリン注入療法（CSII）の器材，自己検査用グルコース測定関連器材，低血糖対処用のブドウ糖など）を十分に備蓄するとともに，災害対応マニュアルを準備し，定期的に訓練を行う．

● 平素より基幹病院と地域の診療所との連携を深め，特に1型糖尿病患者については，患者会とも連携して，災害時に連絡ができるように各地域や医療機関ごとにリスト化を進める．

● 1型・2型を問わず，自己インスリン分泌能の低い糖尿病患者ほど災害時には悪化するという報告[7]もあり，普段からインスリン分泌能の把握を行う．

● 特に災害時には水やコップの準備が困難であるため，ゼリー状やブロック型のブドウ糖が重用される．

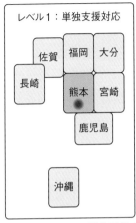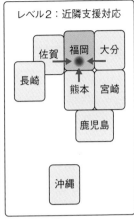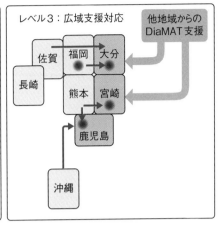

図2　DiaMATの対応区分（九州支部の例）

③ 防災教育

- 糖尿病医療従事者は，発災時の支援をスムーズに行うため，県・支部連携単位で講演会・講習会・ワークショップ等を開催・参加し，適切な頻度でシミュレーションを行っておく必要がある．
- 日本糖尿病学会各支部においては，地方会開催時に「災害対策」を目的としたシンポジウムやワークショップを開催することが望ましい．

④ 発災時の支援

- DiaMAT認定を受けている糖尿病医療従事者は，発災時に派遣・直接的支援を行える立場にある．
- 発災直後は，その全体像を把握することは困難であるが，災害医療コーディネーターや地域保健所とも連携をとり，糖尿病患者の存在の把握に努めるとともに，地域診療の現状やインスリン製剤の在庫状況，周辺の調剤薬局の稼働などについて情報を収集する．
- 電話相談窓口などを開設して糖尿病専門医がアドバイスを行い，これらの情報を発信することも有用である．
- 災害の規模によってその派遣エリアは異なるものの，レベル1：単独支援対応，レベル2：近隣支援対応，レベル3：広域支援対応のいずれにも対応できるよう準備する（図2）（Ⅱ-「❷ 糖尿病医療支援チーム（DiaMAT）」の表1も参照）．
- 発災時に派遣依頼を受けた際には，勤務医療施設との調整のうえ，現地での活動を行えるよう手配する．
- 種々の資格を有する複数の糖尿病医療従事者がDiaMATチームを結成し，安

全かつ迅速に被災地に赴いて，現地での要請も踏まえて活動を行う.

● 避難所巡回診療においては，医師のみならず，糖尿病療養指導士，特に血糖自己測定（SMBG）やインスリン自己注射の手技指導に長けた看護師が巡回に同行することが有効である.

● 必要な期間の活動が終了した際には，後続のチームとも情報交換・共有をし，どのような問題点が残されており，どのように対処すべきかディスカッションすることも重要である.

● 災害亜急性期以降には，糖尿病に対する高い専門性を有した多職種の医療従事者が，オンデマンド型の支援を行うことで，被災した糖尿病患者の健康状態の悪化が予防できると期待される.

6　糖尿病患者への啓発

① 日頃から災害へ備えるために

1．糖尿病教室などを活用した情報提供

- 災害対策は，災害教育を受けた者の方が実施率は高かったとの調査報告もあるため，平時より糖尿病教室や個別面談の時間を活用し，災害時に必要となる物品について説明をしておく．

- 日本糖尿病協会が発行している『糖尿病連携手帳挟み込み型 防災リーフレット』（図1）[8] などを活用し，非常時に携行が必要な物品の準備や緊急時の連絡先の確認などを事前に家族とも共有し，災害発生に備えて準備を整えておくように説明する．

  2次元コード
  文献8)

- 特に薬物療法を受けている場合は，災害発生時など通常通りの食事摂取ができない場合の内服薬や注射薬の中止および量の調整などの対応について，事前に主治医と確認をしておくように説明する．

- 常に災害への備えを意識できるように，一度のみの説明ではなく，少なくとも年1回など定期的に説明を行うことが重要である．

- 災害はいつ発生するかわからないため，出張や旅行先など日常と異なる状況で被災し，準備していた物品が手元にない場合もある．避難所には多くの被災者が集まるため，必要な支援を得るには，避難所などの行政機関のスタッフへ自ら糖尿病治療を受けていることを申し出て，支援を求めることが重要となることも説明しておく．

図1 『糖尿病連携手帳挟み込み型 防災リーフレット』（文献8より）
(https://www.nittokyo.or.jp/uploads/files/disaster_leaf_note_2024.pdf)

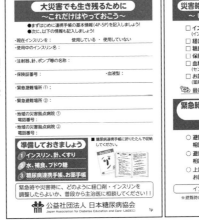
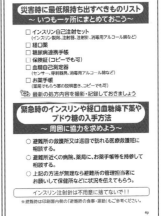

2．自分にも起こりうることとして考えられる支援

● 災害対策の啓発では，各患者が自分の身に起こりうることとして捉えられることが重要である．実際の避難所での生活状況や，そのときの医療提供体制など，災害を経験した患者の体験談を聴く機会をつくることも有効である．

● 患者会や糖尿病教室のなかで，「今，災害が起こったらどう行動するか」をグループワークで考えるなどの取り組みも，実際のイメージをつくるために有効な方法である．

② 災害発生時に正しい情報を得るために

1．信頼できる情報源の確認

● 災害時には，SNSなどで多くの情報が拡散される．なかには信頼性の低い内容が含まれている場合がある．災害時に信頼できる情報が，どこから発信されるのかを伝えておくことも重要である．

● 日本糖尿病協会のウェブサイトには，災害発生時に速やかに糖尿病患者に役立つ情報が掲載される．災害時のみでなく，日頃からウェブサイトなどを通して糖尿病に関する最新の情報を確認することを患者に勧めておく．

● 患者に，患者会や1型糖尿病の会などへ日頃より参加し，身近なネットワークを築き，常に連絡がとれる体制を整えるように勧めることも大切である．また，医療者は患者がネットワークを築くことができるように，患者会などの運営を支援するなど患者同士が相互につながる場の構築を平時より行っておく．

COLUMN　シックデイ対策

▶ シックデイとは，糖尿病患者が感染症などの他疾患に罹患し，体調を崩した日を意味する．

▶ シックデイでは，食事摂取が減少することを理由に，通常使用している薬剤を中断することや，反対に脱水状態であるにもかかわらず中止が必要な薬剤を服用しつづけることで重篤な副作用が生じる危険がある．特にインスリン治療患者では，インスリン投与を中止することで糖尿病性ケトアシドーシス（DKA）となり，生命に危険が及ぶ状態となる可能性がある．

▶ 患者が適切にシックデイに対応できるように，事前にシックデイへの対応について話し合いを行うことが必要である．

▶ 災害時には，さまざまな感染症のまん延によりシックデイに陥りやすい状態となる．手指衛生などの感染予防行動をとるとともに，体調の変化に十分注意して，異変を感じた場合には避難所職員へ速やかに相談するなど，早期に対応するように平時より患者へ指導しておくことが重要である．

II

災害時の糖尿病医療者の役割

1 災害派遣医療チーム（DMAT）

- DMATは，1995年の阪神・淡路大震災を契機に，「避けられた災害死」対策として発足し，災害急性期に活動できる機動性をもち，トレーニングを受けた医療チームを指す．

- DMAT 1隊の構成は，医師1人，看護師2人，業務調整員1人の4人を基本とする．大規模災害発生時には都道府県，国の要請に基づき全国より参集する．主に救急医，外科系医師を中心に組織され，大規模災害，事故発生からおおむね48時間の災害急性期医療対策を主目的としている．

- 2007年の新潟県中越沖地震のような限局的な災害では，発災直後から救出・救助が行われ，傷病者の初期治療を行い，重傷者はドクターヘリや救急車で災害拠点病院に搬送するなどDMATの機能性，有用性が明らかとなった．

- 2011年の東日本大震災は，津波災害を主とした超広域災害であり，多数のDMATが被災地に参集する一方，外傷傷病者などへの救命医療ニーズが少なかったこと，通信が困難であったこと，派遣調整を行う本部の対応が不十分であったことなど，DMATの活動について新たな課題も明らかとなった[9]．

- ここでは広義のDMATの活動内容として，災害急性期〜亜急性期の糖尿病治療について述べる．

- 生死を左右する災害超急性期を過ぎると，大量の避難患者のため直ちに慢性疾患の診察の需要が生じる．糖尿病医療者も，災害発生時の早期から活躍する場があることを肝に銘じて準備，行動する必要がある[10]．

- 東日本大震災の経験から，糖尿病医療者が災害発生早期から介入すべきとの機運が高まった．その後，糖尿病医療支援チーム（DiaMAT）の発足準備が進められることとなった．

- 東日本大震災では，DMAT，初期医療支援チームが持参した医薬品は救急医療薬，抗菌薬などが中心であったが，現地でのニーズが高かったものは高血圧治療薬，糖尿病治療薬，抗凝固薬などの慢性疾患薬であり，ミスマッチがみられた．

- DMAT標準薬剤リストは救急医療を想定して定められたものであり，インスリン製剤あるいは糖尿病治療薬は含まれていない．DMATはインスリン製剤を持参していない，あるいはインスリン製剤の使用方法を知らない場合もある．インスリン製剤はライフラインの一つと考えるべきである．

- 日本災害医学会の「災害時超急性期における必須医薬品リスト（DMATによる救命救急医療用医薬品を除く）2021年改訂版」[11]には，インスリン製剤が加え

2次元コード

文献11）

られている.

- 緊急時には（超）速効型インスリン，持効型溶解インスリン，注射針，血糖測定関連器材を準備できれば広く応用できる.

- 2016年の熊本地震の際には，日本糖尿病学会，日本糖尿病協会が早期から活動を開始し，DMAT，熊本大学チームとの連携により有効な被災患者支援が行われ，DiaMATの体制が整備された．DiaMATについては，Ⅱ-「**2** 糖尿病医療支援チーム（DiaMAT）」を参照.

- 医療機関自体が被災することもある．その場合には避難所が診療の中心となり，糖尿病医療者が早期から活動の中心を担う可能性もある．糖尿病の患者，特にインスリン治療患者の把握に努める．また，当該地域での基幹病院，救急搬送可能な病院を把握しておく.

- 災害直後は通信途絶により情報収集が困難となる．自衛隊，自治体，警察消防組織などの災害情報を相互に活用する必要がある．交代で参集するDMATあるいは医療支援チームが効率的に機能するためには，地域医師会，薬剤師会などの地域医療関係者との連携を密にすることも重要である.

- 災害急性期には血糖コントロールよりも，まず生き延びるための治療が優先される．まずは食料と水の確保，次いで糖尿病性ケトアシドーシス（DKA）の予防が重要になる.

- 1型糖尿病あるいはインスリン依存状態の患者でのインスリン注射の中断は危険である．強化インスリン療法を行っている1型糖尿病で，食事が摂れないためインスリン注射を中止してDKAをきたした例が報告されている[12].

2 糖尿病医療支援チーム (DiaMAT)

- 日本糖尿病学会と日本糖尿病協会は，ともに災害から糖尿病患者を守るために糖尿病医療支援チーム (DiaMAT) を創設し，災害が起こる前の防災訓練から発災時の支援まで，トータルに糖尿病患者を災害から守る仕組みを構築した．
- DiaMATを構成するのは，日本糖尿病学会，日本糖尿病協会を中心に，各地域の糖尿病学会や糖尿病協会の支部とその関係者，そして日本糖尿病療養指導士 (CDEJ) や地域糖尿病療養指導士 (CDEL) の有資格者である．
- 各都道府県にDiaMATの事務局として災害対応チームを設置し，DiaMATの認定，教育，登録を行う．

1 DiaMATの構築

- **目的**：災害の事前準備のための医療者および患者への災害教育および災害発生時に，当該都道府県および地区の関係団体と連携して迅速な被災者支援を行う（図1）[13,14]．

2次元
コード
文献13,
14）

- **災害対応チーム (事務局) の構成**
1) 日本糖尿病学会の各支部（北海道，東北，関東甲信越，中部，近畿，中国・

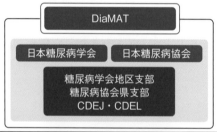

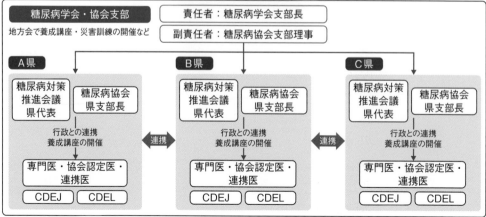

図1 **糖尿病医療支援チーム (DiaMAT) の組織**（文献13，14より）

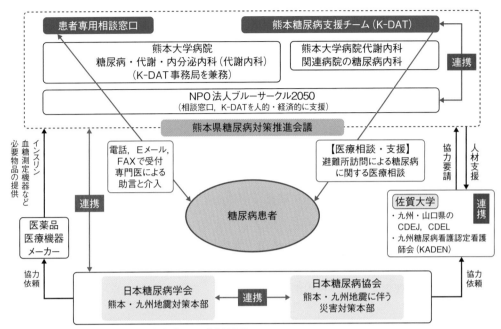

図2　熊本地震における糖尿病患者への支援活動
熊本地震の際には，DiaMATを想定し，熊本糖尿病支援チーム（K-DAT）が設置され，被災した糖尿病患者の支援が行われた．熊本県内の日本糖尿病学会会員や医療スタッフに加えて，九州や山口県のCDEJやCDEL，九州糖尿病看護認定看護師会の会員も，K-DATのメンバーとして避難所訪問による糖尿病に関する医療支援を行った．

四国，九州）の支部長を支部責任者，日本糖尿病協会の各支部の理事を支部
副責任者とする
2) 都道府県のDiaMAT事務局機能を有する災害対応チームの設置
　a) 都道府県の日本糖尿病学会と日本糖尿病協会の代表を都道府県責任者とする
　b) 都道府県の糖尿病専門医，内分泌代謝・糖尿病内科領域専門医，糖尿病
　　認定医
　c) 都道府県糖尿病協会の役員会を構成する医師，各職種のCDEJ，CDEL
　d) 都道府県の実情に応じてチーム構成を行う
● 2016年の熊本地震の際の糖尿病患者支援体制の連携図を一例として図2に示す．

② 災害対応チームの業務

● 当該都道府県および地区（ブロック）の日本糖尿病学会役員と連携して，以下
　の業務を行う．
　▶ 行政や医師会，他の学会などのさまざまな組織との連携
　▶ 地域の災害医療コーディネーターや災害薬事コーディネーターとの連携

▸患者のネットワークの構築，地域の患者登録の推進

    ▸DiaMATの認定・登録・派遣

    ▸災害発生時の情報集約・発信および連絡調整

❸ DiaMATの活動内容

1．DiaMAT認定・登録

● 医療スタッフは，CDEJまたはCDELの資格をもつ者を原則とする．

● 医療スタッフのDiaMAT構成員の認定は，日本糖尿病協会で行う．

● 教育および訓練は，日本糖尿病協会が作成した教育資材（eラーニングなど）での学習と研修会への参加により行う．

● 所定の研修を修了した者をDiaMAT構成員として認定し，登録する．日本糖尿病協会が登録業務を行い，登録者情報を日本糖尿病協会の都道府県支部長・地区担当理事，および日本糖尿病学会支部・都道府県責任者と共有する．

2．DiaMATの災害前の活動

● 災害超急性期には患者が自分で身を守る行動をとることが強く求められるため，日頃から患者に災害時における対応策を定期的に，かつ集団だけでなく個別化した形で教育を行うことが重要である．

● 発災時に特に影響を受けやすい1型糖尿病患者およびインスリン依存状態にある患者を把握し，患者間や患者と医療者のネットワーク，電子カルテ情報を活用した医療機関間の情報ネットワークなどを構築しておく．

● 地区・都道府県で医療者に対する糖尿病の災害対策研修会を行う．

3．DiaMATの災害時の活動

● 災害のレベルに応じた対応区分により派遣調整が行われ（表1），各フェーズで必要な支援活動内容が異なる（表2）[14]ため，自治体の災害対策本部と連携して活動する．

2次元コード
文献14)

● 日本糖尿病学会および日本糖尿病協会では，DiaMATの情報を掲載するとともに災害に関する資材を作成し，ウェブサイトでダウンロードできるようにしている．

● DiaMATの災害活動は長期化することもあり，幅広い人材が必要である．糖尿病専門医，協会認定医，連携医，CDEJ，CDELの参加が望まれ，DiaMATの教育および認定・登録・派遣システムと災害に備えた患者ネットワークを構築していく予定である．

表1 糖尿病医療支援チーム（DiaMAT）の対応区分

災害対応区分	DiaMATを派遣する組織（学会・協会）	派遣調整
レベル1：単独支援対応 被災都道府県のみでDiaMATが活動可能な場合	被災都道府県（組織）がDiaMATを派遣する	被災都道府県（組織）
レベル2：近隣支援対応 被災都道府県（組織）および近隣都道府県（組織）のみでは困難，または不十分であり他の近隣都道府県からの支援が必要	被災都道府県（組織）および近隣都道府県（組織）がDiaMATを派遣する	日本糖尿病学会および日本糖尿病協会の地区（ブロック），本部
レベル3：広域支援対応 上記状況に加えて，支援活動の長期化が見込まれる場合	全国の都道府県（組織）がDiaMATを派遣する	

表2 糖尿病医療支援チーム（DiaMAT）の具体的活動（文献14より）

超急性期	急性期	亜急性期	慢性期
災害発生時〜3日間	4日〜1週目	2週目〜1ヵ月	2ヵ月目以降
DMATなどの後方支援	被災者への直接支援		
・1型糖尿病患者の安否確認 ・インスリンなどの供給 ・インスリンや内服薬などに関するアドバイス ・低血糖・高血糖に対する治療	・インスリンなどの供給 ・自己血糖測定器の供給 ・インスリンや内服薬などに関するアドバイス	・食事や運動などのアドバイス ・フットケア ・口腔ケア ・衛生面でのアドバイス ・治療中断者のチェック	・健康教育 ・治療中断者のチェック

④ 災害時のDiaMAT派遣の流れ（2024年の能登半島地震の例）（図3）

- 発災時には，被災都道府県のDiaMAT代表が所属する支部の日本糖尿病学会・協会と連絡をとり，被災都道府県災害対策本部および日本医師会災害医療チーム（JMAT）と連携し，情報を共有することによって，速やかに支援方針を確立することが望ましい．
- 災害レベルが2〜3を想定するほど大きい場合には，日本糖尿病学会・協会本部に報告する．本部よりDiaMAT先遣チームを派遣し，支援方針を立てる場合もある．
- 派遣するDiaMATは，各都道府県の糖尿病対策推進会議代表と日本糖尿病協会支部代表の指示・承認のもとでチームを編成する．
- 支部は日本糖尿病学会・協会本部とも情報を共有し，災害のレベルやフェー

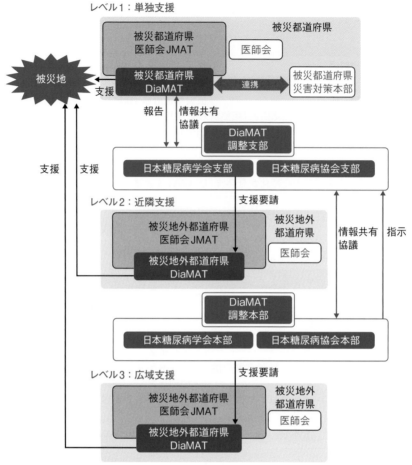

図3　発災時の支援体制の確立に向けた連絡系統図

ズにあわせて必要な支援を要請できる体制を整える.

● 派遣の際には各都道府県の医師会と連携し，JMATとして参加する.

● レベル1の場合，DiaMATの派遣については，被災都道府県医師会JMATの指示に基づき派遣場所，日程が決定される.

● レベル2〜3の場合，被災地外都道府県からのDiaMAT派遣は，被災地が所属する日本糖尿病学会・協会支部，または日本糖尿病学会・協会本部に設置されるDiaMAT調整本部が，被災都道府県医師会JMATの指示で派遣調整を行う.

3　医　師

① 専門医と一般医の連携

- 普段より，糖尿病専門医，かかりつけ医，糖尿病患者の三者間で，地域連携や病診連携の必要性についての共通理解が必要である．
- 災害時は，普段服用している内服薬や注射薬を確認し，状況に応じて継続する薬剤とその投与量を決定する．判断できない場合は，糖尿病専門医へ引き継ぐ．

② チーム医療の責任者としての役割

- チーム医療により，糖尿病患者に対して身体的，社会的，精神的な面でのきめ細やかなサポートが可能になる．
- 糖尿病診療は，多方面からの自己管理教育が必要になる．そのため，多くの職種が医師を最終責任者とした糖尿病医療支援チーム（DiaMAT）を形成し，それぞれの専門性を生かすことにより，患者中心の医療を実現することが可能となる．
- チームで患者に関するさまざまな情報を共有し，自己管理教育に対するその施設の意思統一を形成することが大切であり，そのためにはチームの密接な連携が欠かせない．
- チーム医療において，自己の職種を超えて概論を説明することは可能である．しかし，各論については各専門職に具体的かつ詳細な指導を依頼する．

③ 糖尿病患者の重症度，トリアージと緊急治療

1．災害超急性期・急性期（〜1週目）―最優先治療群

- **インスリン依存状態の患者**：食事が摂れていない状態でも基礎インスリンを補充しなければ，ケトーシスなどで死亡する可能性もある．

  方　法）
  - ▶インスリン依存状態の患者を災害前に登録あるいは抽出しておき，インスリン使用中であった糖尿病患者を探す．
  - ▶1型糖尿病患者であるかどうかを本人・家族に確認する．確認できない場合は，1日4回以上注射していた患者については1型糖尿病患者に準じて考える．

●**ケトーシスに陥っている患者**

方　法)

▸ 簡易血糖測定器(Point-of-Care Testing(POCT)機器)で血糖値をチェックする．高血糖患者では，簡易ケトン体測定器で血中ケトン体を測定し，ケトーシスを見逃さないようにする．

●**低血糖の患者**

方　法)

▸ 発汗，不安，動悸，頻脈，手指振戦，顔面蒼白などの交感神経刺激症状や頭痛，眼のかすみ，眠気などの中枢神経症状などをチェックする．

▸ 簡易血糖測定器(POCT機器)で血糖値をチェックする．避難生活では，食事が十分に摂れていないことや，災害復旧作業による活動量の増加などによる低血糖が起こる．

▸ 高齢者の低血糖による異常行動は，認知症と間違われやすいので注意が必要である．

●**処方内容が不明な糖尿病患者**

方　法)

▸ お薬手帳を持っていない場合は，どのような薬物療法を受けていたかは特定が難しいが，薬剤や注射製剤などの写真が有効であることもある．糖尿病患者の治療内容や血糖コントロールについては，糖尿病連携手帳も有用である．

2. 災害亜急性期・慢性期(2週目〜1-2ヵ月)

●血糖コントロールの悪化をチェックする．

▸ **対策**：食事量が安定してくることから，糖尿病治療薬の量や種類を以前の状態に少しずつ戻していく．

●避難所の食事は塩分量が多い．血圧の上昇がないかチェックする．

▸ **対策**：トイレ事情が悪く，水分摂取を我慢して脱水傾向になりやすい．脳梗塞・心筋梗塞の予防のためにも適度の飲水を指示する．

3. 災害慢性期(2-3ヵ月以降)

●血糖コントロール，血圧，脂質コントロールの評価を行い，食事療法・薬物療法の見直しを行う．微量アルブミン尿，眼底検査，心電図など，大血管合併症を含めた合併症のチェックを行う．

●糖尿病に合併することが多く，またその悪化要因でもある「うつ」などのメンタルヘルスケアにも留意する．

4 看護師，保健師

- 糖尿病患者が被災すると，生活環境が変わるため，普段行っていた自己管理が困難となり，ストレスや不安を感じやすくなる．その結果，血糖変動や合併症のリスクが高まるだけでなく，精神症状が出現することもある．そのため，低血糖や持続する高血糖，糖尿病性ケトアシドーシス（DKA），感染症，深部静脈血栓症（DVT）の予防や精神面のサポートが重要である．
- そこで，看護師と保健師は，糖尿病患者が安心し安全に生活するために，状況とニーズに応じた糖尿病自己管理支援を行う必要がある．看護師と保健師が知識や情報を共有し，必要時は医療チームにつなぐなど，多職種と協働して支援する．

1 災害時の情報収集

- 個々の糖尿病患者に応じた支援を行うためには，一人ひとりを知ることが重要である．患者のなかには「もっと重症な人がいる」と遠慮する人や，糖尿病であることを知られたくない人がいるため，プライバシーの保護に配慮する．

1．病態を把握する

1）手帳などを使用し糖尿病や合併症の状態を把握する

- 糖尿病連携手帳，糖尿病眼手帳：HbA1c，グリコアルブミン，体重，血圧，合併症の有無，療養上の留意事項など．
- 自己管理ノート：血糖値，血圧，歩数，体重など．
- 血圧手帳：血圧．
- 食事摂取量：摂取量の減少がある場合は，糖尿病治療薬の調整が必要かどうか検討する．
- 飲水量：脱水は，高血糖や感染症，DVTのリスクを高め，特に高齢者では高浸透圧高血糖状態の危険性が増加する．
- 低血糖症状（冷汗，動悸，手指振戦，イライラ感，頭痛，眼のかすみ，空腹感，異常行動，意識レベル低下）[15]：低血糖症状を自覚できるか，対処方法を理解しているかを確認する．高齢者は認知症様の症状を呈することがある．血糖値が低下する要因（食事摂取量減少，活動量の増加など）がないか，低血糖を起こしやすい薬剤（インスリン製剤，スルホニル尿素薬（SU薬），速効型インスリン分泌促進薬（グリニド薬））を使用しているかを確認する．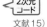

  文献15）
- 高血糖症状（口渇，多飲，多尿，倦怠感，消化器症状，応答が鈍いなど）[15]：

血糖値が上昇する要因(炭水化物摂取量の増加,活動量の低下,ストレス,糖尿病治療薬の不足)がないか確認する.

- 外傷の有無:糖尿病患者は感染を起こしやすく悪化しやすいため,早めに処置を行う.フットケア(足を観察する,足を清潔に保つ,足を守るために靴下や室内履きを履く,外傷ができたら早めに相談するなど)の実施状況を確認し,ケアの必要性を説明する.

2)併存疾患を把握する

- お薬手帳や薬剤情報提供書,携帯電話・スマートフォンのアプリなどのお薬情報から併存疾患を推察する.

3)特別な配慮が必要な糖尿病患者を把握する

- 小児,妊婦(糖尿病合併妊娠,妊娠糖尿病),1型糖尿病患者などインスリン製剤を使用している者,高齢者,透析者.
- 特に,小児や高齢者は自己管理できることとできないことを明確にし,できないことを支援する.

2. 糖尿病治療薬の種類と残薬,補食(ブドウ糖など)の携帯状況を把握する

- お薬手帳等で把握できない場合,写真つきの薬剤一覧等を使用するとよい.
  - ▶ インスリン製剤(注射)
  - ▶ GLP-1受容体作動薬(注射,内服)
  - ▶ インスリン・GLP-1受容体作動薬配合製剤(注射)
  - ▶ 経口血糖降下薬(内服)
- 注射剤を使用している場合:注射液の残量,注射針や消毒用アルコール綿の残数.
- 血糖自己測定(SMBG)を行っている場合:機器の種類,備品の残数.
- インスリンポンプや持続血糖モニター等を使用している場合:機器やリーダーに用いる携帯電話の破損状況,充電器の有無,薬剤や物品の残数,機器トラブル時の連絡先,ポンプトラブル時に備えた予備のペン型インスリンの有無.
- 低血糖に備え,必ず補食(ブドウ糖など)を携帯するよう説明する.

② 災害時期に応じた糖尿病支援

- 糖尿病患者に低血糖や高血糖の症状があるときや体調不良時は,早めに相談するように伝える.

1. 災害超急性期・急性期(発災〜1週間)

- 食料や治療薬の確保が困難な時期である.

● 血糖値の目標は，低血糖を避け，空腹時血糖値150〜200 mg/dLとやや高めでもよい.

▶ 食べることを優先する.

▶ 高血糖予防のため，食事摂取量は平常時の指示エネルギー量や炭水化物量を目安とする.

▶ 急激な血糖上昇を抑えるために，時間をかけて摂取する.

▶ 食事摂取量が少ない場合は，薬剤調整の必要性を検討する.

▶ 水分の目安量を摂取できているか確認する.

▶ 1型糖尿病患者などインスリン依存状態の患者は，必ずインスリン注射を継続する.

▶ 持効型溶解・中間型インスリンは，食事が摂れない場合でも継続する.

▶ インスリン注射器や注射針が不足しても，感染防止のため他の人と共有しない.

▶ 注射針の残数が少ない場合は複数回使用するが，必ず空打ちを行い，確実に注射液が排出されることを確認するよう説明する.

▶ 消毒用アルコール綿がない場合は，消毒を省略することも可能である.

▶ インスリン製剤の保管や注射針の廃棄状況を確認する.

▶ 避難や家屋の片づけなどで外傷を負うリスクが高まるため，外傷の有無やフットケアの実施状況を確認する.

▶ DVTは年齢に関係なく発症するため，すべての糖尿病患者に予防法（足関節の運動や歩行，車内でも足を上げる，水分摂取，弾性ストッキングの装着など）を説明する.

▶ 糖尿病患者が孤立しないよう声をかけ，ニーズに応じて話を聴く.

2. 災害亜急性期（発災2週目〜1ヵ月）

● 避難生活の長期化によるストレスや，発災前に行っていた食事療法や運動ができないことによる血糖値上昇や合併症の不安により，不眠や精神症状が出現しやすくなる.

● ライフラインが復旧し，さまざまな医療・生活物資が入手できるようになってくる時期である.

▶ 糖尿病患者の生活状況や思いを聴き，不安を軽減できるよう専門職種と連携する.

▶ 血糖値を把握することで不安を軽減できる場合は，血糖自己測定関連器材を確保できるよう調整する.

3. 災害慢性期（発災2ヵ月目以降）

- 生活の場が，自宅や仮設住宅，親戚の家などに変化する時期である．
  - ▶ 新たな生活の場でのライフスタイルの確立や精神面のサポートを行う．
  - ▶ 治療中断者をチェックする．

③ 平常時の糖尿病災害対策

1. 災害に備えた糖尿病患者教育

- 平常時の自己管理がうまくできていると，緊急時にも対応できる可能性が高まる．
- 災害に備え，以下の内容について普段から定期的に繰り返し話し合い，糖尿病患者の理解を深めておく．
  - ▶ 1日の指示エネルギー量や1食あたりの炭水化物量（ご飯○g＝炭水化物□g）
  - ▶ シックデイ時（体調不良時）の対処方法，治療薬の調整方法
  - ▶ のどが渇かなくても定期的な水分摂取
  - ▶ 自身の低血糖症状と対処方法，補食の携帯
  - ▶ 糖尿病治療薬，血糖自己測定関連器材など，治療に必要な物の準備と，すぐに持ち出せる場所への保管（家族と情報を共有しておく）
  - ▶ 検査値や測定結果を記載した手帳（糖尿病連携手帳，自己管理ノート，血圧手帳など）の携帯
  - ▶ 災害対策に関するパンフレットや必要物品の準備
  - ▶ フットケアの実践
  - ▶ 感染予防の実践：手指衛生，口腔衛生，飲水，不織布マスクの着用，各種ワクチン接種など
  - ▶ 緊急時に相談できる医療機関や調剤薬局の連絡先の携帯電話への登録
  - ▶ 災害に関する正しい情報を得る方法を知っておくこと

2. 看護師と保健師の糖尿病に関する知識と連携

- 災害時に，周囲に糖尿病に詳しい医療スタッフがいない場合は，看護師や保健師による薬剤や食事，日常生活に関する支援が重要となる．
- そのため，看護師や保健師は普段から研修会などを活用し，糖尿病に関する知識や周辺の状況に関する情報を入手しておく．
- また糖尿病に関する相談窓口を明確にし，ネットワークを構築しておく．
- 緊急時は医療情報が乏しくなるため，あらかじめ日本糖尿病協会，日本糖尿病教育・看護学会などのウェブサイトを登録し，災害に関する資材を準備しておく．

5 薬剤師

1 薬剤師の役割

- 医薬品などの適正な使用を説明するとともに，保管や管理およびその確保，精神的ケアに努める[16]．平常時から地域の医療機関との連携を強化し，自治体や医療機関より派遣された医療チームによる医療救護活動とも連携する[17]． 2次元コード 文献17)
- 安全かつ有用な薬物療法には，災害時であっても医薬品・医療用具の品質や患者の使用が適正で，できる限り平常時と同様に継続されていることが求められる．
- 災害時は，ライフラインや物流の途絶による食生活の変化や，薬剤の不足などで生じる低血糖・高血糖での昏睡を予防し，感染症や脱水の発症を極力防止することなどをまず念頭に置く．
- 災害時には，必要な医薬品の種類と数量を調査し，医師，日本糖尿病学会，日本糖尿病協会，日本くすりと糖尿病学会，製薬企業，薬品卸売企業などと協力して医薬品の確保に努める．しかし，限定された種類，あるいは使用したことのない銘柄の医薬品を使用せざるを得ないことがある．
- 薬剤師は，医師に医薬品の選択や同種同効薬についての助言を行い[17]，より安全な糖尿病治療が継続できるよう臨機応変に対応する．一般には，災害薬事コーディネーターとして，災害時の医療救護活動に必要な医薬品・医療用具の確保，供給，および薬剤師の確保，派遣に関する業務の補完などを実施する．

2 具体的な患者への説明

1. 平常時からの対応 (図1上部)

- 普段からシックデイ時の糖尿病治療薬の調整や食事・水分摂取について説明し，災害時に食事が摂れない場合，偏った食事摂取の場合（おにぎりやパンのみなど）の注意点についても説明しておく．食事が摂れないときに減量または中止すべき，あるいは投与継続すべき薬剤を「シックデイカード」（日本くすりと糖尿病学会）[18]などを活用して説明し，患者に理解してもらう[19,20]． 2次元コード 文献18)
- 東日本大震災（2011年）後のアンケート調査によると，実薬やお薬手帳などによって対応できた例が最も多かったことから，「お薬手帳」または処方箋の写し，「糖尿病連携手帳」（日本糖尿病協会）などを携行するよう指導する[1]．
- 糖尿病治療薬の流通が震災前の状況に戻ったのは，2〜4週間後であったという報告[1]がある．少なくとも1〜2週間分の医薬品は準備し，自宅以外に職場な

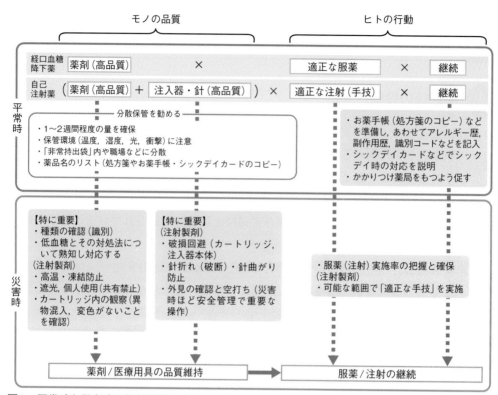

図1　平常時と災害時の薬剤説明のポイントとその関係

どに「分散保管」しておくことを説明する.

2. 災害時の対応（図1下部）

- 患者が現在治療に用いている医薬品であることを鑑別し，その医薬品の品質に異常のないことを確認する.

- できるだけ適正な服薬行動ができるよう確認し，保管法などの品質確保の説明を行う.服薬説明では，食事や活動状況に応じて具体的に説明する.低血糖時の対処として，ブドウ糖の準備状況を確認する.

- インスリン依存状態の患者では，インスリン注射の中断は避ける.注射針の残数が少ない場合は再使用もやむを得ない.その場合には，針管の曲がりや変形，針詰まりなどのトラブルを避けるために，注射前に外見の観察や空打ちで異常がないことを確認する.

- インスリン注射の注射針は，注入器本体に装着したまま保管すると，温度変化によって薬液の液だれやカートリッジ内への空気の混入などが生じることがあるので，注射後に取り外しておくよう説明する[21].

- 災害時は避難や復旧作業などで身体が汚れている可能性もあり，血糖自己測

定(SMBG)時の採血部位や自己注射の刺針部位が汚れている場合は，水洗いなどで清潔にするよう説明する．

● 消毒用アルコール綿がない場合は，流水(飲料水等を代用)による部分洗浄と，使い捨てられるタオルや濡れティッシュによる清拭の後，よく乾燥させて実施する．

● SMBG時，消毒用アルコール以外の消毒薬(オキシドール，ポビドンヨードなど)は使用しない[22]．

● 注射製剤(インスリン製剤やGLP-1受容体作動薬)の保管は，できるだけ日陰の涼しい場所を選ぶ．注射時は，性状に異常が生じていないことを確認するために薬液をよく観察し，異物混入や変色がないこと，懸濁製剤では濁度や結晶の大きさに異常がないことなどを確かめるよう説明する[23]．

● 高温や光による影響を回避するために，注射製剤をタオルなどに包んで直射日光を避け[24,25]，破損防止のためにケースなどに入れて携帯することを説明する[26]．毎回使用しないで職場などへ別に保管しておいた注入器を使用する場合は，未使用の注入器なので空打ちで確実に薬液が針先から排出されることを確認してから使用するように説明する．

● 原則として，未使用の注射製剤は凍結を避けて2〜8℃(冷蔵庫内)で保管し，使用しはじめたら冷蔵庫に入れずに室温保管(1〜30℃)とするが，真夏で過度の高温が危惧される場合は，使用中であってもプレフィルド型注入器では冷蔵庫内に保管を考えてもよい(ただし，カートリッジを入れ替えるデュラブル型は使用開始後の冷蔵庫内保管は不可)[25]．

● 注射製剤は通常，室温で28日間を目安(約1ヵ月程度．詳細は製剤ごとに決められているので添付文書などで確認)として保管できるので，災害時に冷蔵庫内保管ができないからといって，すぐに使用できなくなるということはない．

● ただ，できるだけ適正温度で保管したいので，非常用電源を使用できる施設の場合は非常用電源を冷蔵庫にも適用し，インスリン製剤などを適正管理する．

● 非常用電源がない場合は，冷蔵庫内の温度がわかるように温度計を入れ，停電中は極力冷蔵庫扉の開閉を控える(3時間以内の1〜2回の開閉であれば影響は少ない．計画停電では1回3時間の停電が予定されている)．

● 患者が自宅で保管する場合は，未使用の製剤は冷蔵庫内保管となっているが，停電中はドアを開けない限り影響は少ない．

6 管理栄養士

1 非常食の備蓄量と保管場所

● 非常食の備蓄量については，「食料，飲料水，医薬品等について，流通を通じて適切に供給されるまでに必要な量として，3日分程度を備蓄しておくこと」（医政発0321第2号 平成24年3月21日付 厚生労働省医政局長）とされており，施設内に3日分（9食分）の食料を備蓄しておくことが望ましい．

● 保管場所は，非常食提供にかかる時間をもとに考えることが必要といえる．病院においては，配膳直前に発災した場合，エレベーターが停止し，薬を服用した糖尿病患者への食事提供に大きな支障が出ないように所要時間を想定しなければならない．

● 非常食の量，エレベーターが停止した際に運搬者をどのくらい確保できるかによって，配膳所要時間が決まってくるため，地下や離れた倉庫などでは食事提供までに時間がかかり，血糖コントロールの必要な患者の食事時間に影響することも考えられる．

● 高層病棟の場合，エレベーターが停止した場合に運搬のための人手が集まらないことも想定し，1食分にあたる非常食を各病棟の配膳室内に備蓄するのもよい．

2 非常食の内容

● ライフラインが途絶したときのことを想定すると，非常食は加熱せずに食べられるもの，長期間の保存が可能なもの，保管スペースが小さくて済むものなど，さまざまな制約があるため，対象者全員の必要栄養量や食形態に合うものをそろえておくことは難しい．

● 高齢者や妊産婦，食物アレルギー患者などの要配慮者に対する非常食の準備は検討しておく必要がある（やわらか食，液体ミルク，Vエイドパン（アレルギー対応））．

● 食器の洗浄ができないことを考えて，ディスポーザブルの食器などの準備も必要であるが，食器不要，スプーン付きなどの非常食もあるため，検討しておくとよい．

● インスリンや経口血糖降下薬の調整が必要な患者のために，非常食であってもエネルギー表示をしておくとよい（図1）．

● 発災から数日は主食を中心とした食事にならざるを得ず，副食が乏しいこと

<非常食（1食分）の組み合わせ例と栄養価>

エネルギー（E）531 kcal　タンパク質（P）7.9 g
脂質（F）4.0 g　炭水化物（C）116.1 g

商品名	栄養価	賞味期限
アルファ米五目ご飯	E 377 kcal P 6.9 g F 3.8 g C 79 g	5年
フルーツポンチ缶	E 94 kcal P 0.3 g F 0.2 g C 22.6 g	3年
野菜ジュース缶	E 60 kcal P 0.7 g F 0 g C 14.5 g	5年

エネルギー（E）442 kcal　タンパク質（P）14.4 g
脂質（F）15.8 g　炭水化物（C）65.1 g

商品名	栄養価	賞味期限
災害備蓄用クラッカー（3枚）	E 165 kcal P 3.3 g F 4.8 g C 27 g	25年
災害備蓄用チキンシチュー	E 255 kcal P 11 g F 11 g C 28 g	25年
長期保存用ミネラルウォーター	—	5年
低カロリージャム	E 22 kcal P 0.1 g F 0 g C 10.1 g	1年

図1　非常食の例
インスリンや経口血糖降下薬の調整が必要な患者のために，非常食の献立，栄養価を表示しておく．

もあって食が進まないこともある．そのようななかでも，過去の災害で支援物資のふりかけや佃煮は好評であったことから，こうしたものを備蓄に加えることも一案である．

● 非常食対応が長期間に及ぶ場合はビタミン，ミネラル，食物繊維の不足が深刻となる．これらのサプリメントの備蓄も有用である．

● ふりかけ類もサプリメントもあまり保管場所をとらず，賞味期限が比較的長いため，非常食向きの食品といえる．

● 患者が準備する非常食としては，長期保存が可能で，電気やガスがなくても食べられる軽いものを選ぶことがポイントになる．日常的に使っているレトルト食品などは，食べ慣れている味という点で安心感がある．また，栄養量を確認し1日または1食ごとに分けて保存しておくと，慌てずに利用できることを指導しておくとよい．

❸ 水の備蓄

● 飲料水としての備蓄以外に必要となるのが，調理用の水である．地下水など独自の設備をもっていたとしても，電気が使えないとポンプが動かず水の汲み上げができない，サビなどが混入した水しか出ず調理には使用できないといっ

た事態も想定されるため，必要最低限の調理用の水の備蓄が必要である．備蓄量の把握のために，1日あたりの調理に使う水の量を調査しておくとよい．

❹ 避難所での対応

●避難所の状況を確認し，どのような支援が必要かを検討する．

●一般的な避難食は，炭水化物が中心で栄養バランスが偏ったメニューが多い．例として，おにぎり1個200kcal（炭水化物44.5g），カップ麺1個400〜500kcal（炭水化物45〜59g），菓子パン1個250〜300kcal（炭水化物40〜50g）などと目安をつけ，血糖コントロールの参考とする．

●避難所において，食事の管理は難しさを感じるが，災害時の食事はエネルギーの確保が最優先のため，まずはしっかりと食べることと水分摂取が大切となる．

●次に「どのように食べるか」が課題になるが，野菜が不足するなかで急激な血糖値の上昇を抑える食べ方として，食べる順番の工夫やゆっくりとよく噛んで食べるなどの指導を行い，食べ残しのものは保存しないように食中毒防止の観点も視野に入れて支援を行うようにする．

7 理学療法士，健康運動指導士

- 避難所生活が中・長期化すると，恐怖心や慣れない生活環境などから精神的ストレスが生じる．手狭でプライバシーも十分に確保できない状態では，不眠などの睡眠障害や感情障害を発症しやすい．

- 身体活動も制限されるため，それによる体力の低下は，筋力や持久力のみでなくストレス，免疫力にも影響を及ぼし，血糖コントロールを困難にする要因の一つとなる．

- 体力維持には，栄養，睡眠，適度な運動が欠かせない．そのなかで運動に関しては，避難生活での環境や身体状況に応じた適切な内容に取り組むことが必要である．

- しかし，平時でも運動を習慣化している人の割合は30％程度であることから，どのような運動を行えばよいか具体的な選択肢がない場合もある．そこで，体力維持に欠かせない基本的な運動について，筋力・持久力維持と免疫力維持の両面からの意義や，その具体的な方法を示すことが必要となる．

- 避難生活で姿勢が一定のまま長時間持続すると，筋肉の働きに影響を及ぼす．その影響の第一段階は筋肉の柔軟性の低下で，特に座位姿勢では膝や股関節，胸部や肩関節に関わる筋肉の短縮が生じる．

- 筋肉の柔軟性低下に加え，第二段階では筋力の低下が生じる．特に殿部や大腿，背部の筋肉など，重力に抗する筋力が影響を受ける．さらに，筋肉の柔軟性や筋力の低下は心臓の働きにも影響し，血圧の調節異常や深部静脈血栓症（DVT）などの悪影響につながる．このような筋力低下を予防し補うための基本的な運動が欠かせない．

1 筋肉の柔軟性を維持するための運動（図1a〜c）

- 柔軟性を維持するための運動には，「静的ストレッチング」が適している．実践ポイントは，反動をつけず，20秒間，息をこらえずに（声に出して数える）行うことである．

2 筋力を維持するための運動（図2a〜c）

- 筋力維持には，「自重負荷レジスタンス運動」が適している．実践ポイントは，曲げや伸ばし動作を，ゆっくりと筋肉の働きを確認しながら行うことである．

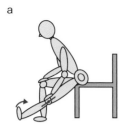 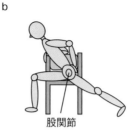 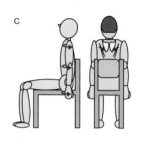

図1　筋肉の柔軟性を維持するための運動

a：椅子に，太ももの裏が座面から離れるように浅く座り，一方の足のかかとを床につけて，膝に手を添えながら下腿背部と膝裏を伸ばすように足関節を背屈しストレッチ．左右交互に行う．このストレッチングは，DVTの予防運動としても適用される．

b：椅子の座面から一方の脚を外して後方へ伸ばし，つま先を床につけて，上体を少し前傾しながら太ももを伸ばすようにストレッチ．左右交互に行う．このストレッチングは，立ち座りや歩行に関わる股関節の動きを保ち，腰痛の予防にもつながる．

c：椅子に座り，手のひらを前方に向けて両腕を垂らし，手のひらを外回ししながら背中の両肩甲骨を内側に寄せて，胸と肩関節と腕のストレッチを行う．このストレッチングは深呼吸を行う動作のように胸が広がり，呼吸循環器の働きを保ち，また背中や首の緊張を和らげリラックスにつながる．

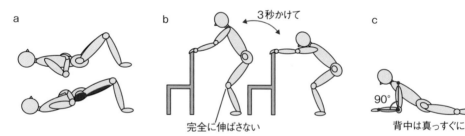

図2　筋力を維持するための運動

a：仰向けに寝た姿勢で両膝を曲げ，両腕をおなかの上に置いて，股関節が伸びるようにお尻を上げて5秒間キープし，ゆっくりと下ろす．1セット5回（2〜3セット）．このレジスタンス運動は，筋力が低下しやすいお尻と太もも背部の筋力を維持し，立位や歩行時の安定した動作につながる．

b：椅子の背もたれに両手を添え，両膝を曲げた姿勢からゆっくり3秒かけて図のように姿勢を高くしていき，完全に膝が伸びる手前で，ゆっくり3秒かけて膝を曲げていく．1セット5回（2〜3セット）．このレジスタンス運動は，ゆっくりと行うことで筋肉がしっかりと働くため，回数が少なくても脚力を回復することにつながる．

c：うつ伏せになり，両手から肘までの前腕で上半身を支える．このとき，両肩からの上腕と前腕の肘関節の角度は90°にする．うつ伏せ姿勢を1〜3分間保持する（パピーポジション）．この姿勢は，両肩甲骨の動きと，自然な胸腰椎の反り返りと，腹部と股関節の伸張により，姿勢の矯正とともに腰痛予防にもつながる．

表1 避難所でできる運動と期待できる効果

	DVT対策	廃用症候群対策	ストレスケア	高血糖対策	肉体疲労対策
つま先 または かかとの上げ下げ	○	△			△
ふくらはぎのマッサージ	○	△	△		△
下肢のレジスタンス運動	○	○	△	△	
腹式呼吸			○		
全身のストレッチング	○	△	○	△	○
歩数増加	○	○	△	○	
その場足踏み	○	○	△	△	△
ラジオ体操	○	○	△	○	△

○：効果的，△：多少は効果あり．

● 災害の状況によっては，発生から数日が経過すると，日中は避難所から自宅などへ戻り，家財道具の整理や環境整備を行わなければならないこともある．そのような場合には肉体疲労に対するケアが必要となり，行うべき運動種目も変わってくる（表1）．

8 公認心理師，臨床心理士

1 心理職の役割

- 公認心理師や臨床心理士などの心理職は，臨床心理学等に基づく対人援助を行う専門職である．多職種連携によるチーム医療が推進される現在，心理職もそのチームの一員として，身体医療チームに関与している．
- 災害時においては，こころのケアを担う災害派遣精神医療チーム（DPAT）を構成する職種として活動をするほか，災害中長期にわたり被災者のメンタルヘルスケアに関与する．
- 心理職においては生物・心理・社会モデル（BPSモデル）（対象者を生物的側面・心理的側面・社会的側面から総合的に捉える枠組み）[27] により対象者を全人的に理解すること，そして対象者の語りを受容・傾聴し，その人そのものを尊重することが，関わりの基本となる．

2 患者本人への関わり

- 災害時においては，特有のストレス状況を体験する．糖尿病においては，ストレスを軽減するための取り組みと，心身のセルフケアの促進が重要となる．
- 被災による環境の変化や対処法の不足などが新たなストレッサーとなり，治療や体調管理へのモチベーションが低下する事態が想定される．心理職は，ストレスや葛藤を感じる本人を受容し，できていることや努力していることを評価し，言葉で伝える関わりが必要となる．
- 避難所などで周囲に疾患を知られたくないという場合は，その思いを尊重しながらも，治療や医療ケアが途切れないよう働きかける．
- この状況下でのストレスコーピング（ストレスを軽くしたり減らしたりするための考えや行動）をともに考える．自身で考え選択した方法に継続して取り組むことは，自己効力感や自己コントロール感の向上につながる．
- 小児の患者については，できるだけ患児自身の話を聴く機会を設ける．そして心理職は，患児が在籍する学校の養護教諭やスクールカウンセラー等との情報共有と連携に努める．

3 患者家族への関わり

- 患者本人の心境の理解につながるような情報を，わかりやすい表現で伝える．
- 同時に，本人の病状悪化を懸念する家族の心配についても，時間をとって傾

聴し，必要な情報提供をする．そして，関係する職種・機関との連携を図る．
- 小児の患者を抱える家族には，家族の日々の関わりへの承認を伝え，家族が不安に感じることを受け止めつつ，患児が体験するストレス状況への理解を促し，患児が穏やかな気持ちで治療や体調管理に向き合えるような方策をともに考える．

④ 災害ストレスへの対処

- 災害時のストレスに関する心理教育を実施できるとよい．
- 患者本人のみならず，家族や近隣住民，同じ避難所内の住民などとともに取り組めるような，健康づくりのワークがあるとよい．呼吸法などのリラクセーション技法や，良質な睡眠のための工夫の共有などを，他の専門職と連携し，機会を設定できるとよい．
- 災害時の喪失には，慣れ親しんだ環境を手放すことも含まれる．糖尿病患者は，疾患による健康状態の喪失に日々向き合いながら過ごすなかで，災害に直面し，多重の喪失を経験する．喪失体験と悲嘆（グリーフ）反応への理解とサポートが必要である．

⑤ 災害医療支援者への関わり

- 災害医療に関与する支援者は，被災者に接して話を聴くことを通し，大きなストレスを被ることがある．また被災状況から衝撃を受け，ときには自らが危険にさらされることもあり，緊張や不安，恐怖が強まることがある．
- 心理職は，こういった災害医療支援者のストレス状況を踏まえたうえで，支援者も大きなストレスを感じることは当たり前であると，まずは伝える必要がある．
- 災害支援者特有のストレスについて，支援者間で共通理解が促進されるよう，必要な関わりを行う．
- 被災地に暮らす現地支援者は，支援者でもあり被災者でもある．負担が多重になりやすい特徴があること，ストレスのセルフケアが重要となることについての心理教育ができるとよい．休養の確保についても強調できるとよい．
- 災害状況下で尽力する専門職に対し，敬意を言葉で伝え態度で示すことが支援者支援の第一歩となることを念頭に置く．
- 支援者へのねぎらいを伝えることも，支援者支援として重要である．

9 臨床検査技師, 臨床工学技士

● 糖尿病は「検査の病気」と称されるほど, 臨床検査が不可欠な疾患である. したがって, 東日本大震災 (2011年) や熊本地震 (2016年) のような災害時に, 被災した糖尿病患者に血糖やHbA1cなどの必要な検査情報が提供できなくなる事態が発生した場合には, 検査体制の早期回復が必要となる.

● 災害時における糖尿病診療と臨床検査を考えると, さまざまな要素と状況を想定して対策を講じておかなくてはならない. その要素・状況として, 下記を想定すべきである.

  ▸ いつ測定するのか……日中, 夜間
  ▸ どこで測定するのか……自宅, (仮設)診療所, 病院
  ▸ 誰が測定するのか……患者, 医師, 看護師, 臨床検査技師
  ▸ 何を測定するのか……血糖, 尿糖, HbA1c, 合併症の検査
  ▸ なぜ測定するのか……低血糖・高血糖の確認, 糖尿病コントロール状況の確認
  ▸ どのように測定するのか……血糖自己測定器, 自動分析装置(Point-of-Care Testing(POCT)機器を含む)
  ▸ その他……支援を受ける側, 支援を行う側

① 避難所での糖尿病患者への血糖自己測定関連器材の供給

● 東日本大震災では, 津波により家を流され, 着の身着のままで避難所に逃れた糖尿病患者が数多くいた.

● 日本糖尿病学会の被災患者へのアンケート調査報告[1]によると, 血糖自己測定器・センサー・穿刺針などを災害時に持ち出せるように準備していたかとの問いに, 「十分にしていた」が41.3%, 「まあまあしていた」が23.5%, 「あまりしていなかった」が14.4%, 「していなかった」が20.8%と, 約1/3の患者に準備不足が確認された. 糖尿病医療者として, 普段から患者への災害時対策についての啓発活動の必要性が示唆された.

● 医療機関としては, このような患者を想定し, 必要な医療機器・備品をいつでも供給できるように確保に努めるとともに, 他の地域からの供給体制(連絡先や供給経路など)を確認しておく必要がある.

② 被災医療機関での臨床検査体制の構築

● 東日本大震災では, 多くの医療機関で臨床検査体制に支障をきたした. 大きな地震の揺れで検査装置が故障した施設, 津波によって病院機能が壊滅的な被

害を受け，仮設診療所や避難所で臨床検査体制を再構築する必要があった施設など，さまざまであった．

● 岩手県で最大の被災地であった陸前高田市の岩手県立高田病院も，津波により病院機能が壊滅状態となったため，仮設診療所で診療を再開したところ，高血圧や糖尿病など多くの慢性疾患を抱える患者が訪れた．しかし，停電や断水により検査が行えない状況下では，安全・安心の医療を提供することは不可能で，臨床検査体制の早期回復が求められた．

● これに対し，日本臨床検査医学会では東日本大震災対策委員会を立ち上げ，水がなくても検査実施が可能な検査装置（POCT機器やドライケミストリー機器）とその試薬を供給した．

● その結果，血糖，HbA1cなどの糖尿病関連検査は，血算や生化学検査と同様に検査数も多く，災害時でも重要な検査項目であることが判明した．

　▸ 尿試験紙法による尿検査（尿糖や尿ケトン体など）は，特別な機器は必要とせず目視判定できるメリットがある．

　▸ 尿糖陽性であれば直近の高血糖（160～180 mg/dL以上）を疑い，尿ケトン体陽性であれば血糖が利用されず脂肪が燃焼されている飢餓状況や糖尿病性ケトアシドーシス（DKA）の存在を知ることもできる．

　▸ さらに，一部の血糖自己測定器あるいはPOCT機器ではケトン体測定用の専用電極を使用し，血中ケトン体の測定が可能である．

　▸ 定量的な測定により1型糖尿病患者のケトアシドーシスのみならず，SGLT2阻害薬使用患者のケトーシス/ケトアシドーシスの危険性を認識し，早期に対応することが可能となる．

● 検査機器のほかに，検査を行う臨床検査技師の人的支援も必要となる．これに対し，阪神・淡路大震災（1995年）を経験し，災害時における臨床検査支援に意識が高かった兵庫県臨床検査技師会から，被災後2ヵ月間にわたり人的支援を受けることができた．

● このように，災害時でも糖尿病診療において必要な検査が途切れることなく提供できるよう，普段から機器・試薬の提供ならびに人的な支援体制に関するネットワークを構築しておく必要がある．

● ネットワーク構築の際は，平素より都道府県または地域単位でキーパーソンを決めておくことが重要になる．いざ災害が発生した際は，キーパーソンが速やかに被災地の必要な機器・試薬や人的資源などの情報を収集し，企業側や関連団体もキーパーソンを介して機器・試薬ならびに人材を提供するというネットワークを構築しておくことで，過不足のない効率的な支援が可能になる．

● 以上の経験は，『東日本大震災における臨床検査支援活動 ─記録と提言─』[28]

としてまとめられ，2016年4月に発生した熊本地震ではこのノウハウが生かされた．必要とする施設に必要な数の機器と試薬が迅速に届けられ，スムーズな臨床検査の支援が展開された[29]．

10 歯科医師，歯科衛生士

1 糖尿病と口腔環境の関係

- 糖尿病患者には歯周病が高頻度にみられることから，歯周病は糖尿病の合併症として捉えられている．
- 重度の歯周病が放置されると，血糖コントロールの悪化や心血管病変あるいは腎症の発症および進行に影響する可能性がある．糖尿病患者に対して口腔清掃習慣を確立する患者教育が，良好な血糖コントロールを維持するために推奨されている[30]．
- 血糖コントロール不良の糖尿病は歯周病進行に関与し，歯周病を悪化させる．HbA1cが7.0％程度の血糖コントロールレベルから，歯周病が悪化するリスクが高くなることが報告されている[31]．

2 大規模災害における糖尿病患者の歯科が関わる健康問題

- 阪神・淡路大震災（1995年）では，「災害関連死」が注目されはじめた．阪神・淡路大震災での災害関連死の24％を肺炎が占め，その多くは誤嚥性肺炎であったと推測されている[32]．
- 東日本大震災（2011年）でも肺炎が発災後に明らかに増加した．現在では，災害時に多発する肺炎の成因は口腔環境悪化による口腔内細菌の増加や，服薬・食事療法が困難になることによる糖尿病の悪化にストレスや脱水が加わり，無症候性脳梗塞の発症・増悪で誤嚥が起こり，さらに免疫力低下と低栄養に陥ることで発症すると考えられている（図1）．
- 熊本地震（2016年）では，災害時の歯科保健医療支援活動において，多職種が連携した「食べる支援」活動のなかで，高齢者や障害者などの災害時要配慮者の摂食嚥下障害に対応した口腔機能支援活動が効果的であった[33]．糖尿病患者が安全に避難生活を送るためには，糖尿病食などを確保し，糖尿病患者の摂食嚥下機能に適した食事を提供することが必要となる．

3 糖尿病患者に必要な災害時歯科医療

- 災害時の肺炎の病態の多くが誤嚥性肺炎であると考えられ，またその直接的な原因は口腔内の細菌の増加である．
- 災害により生活環境が悪化し，口腔内の衛生状態が不良となり，免疫力の低下した避難者が細菌を多く含んだ唾液などを誤嚥して肺炎が発生する．災害時

43

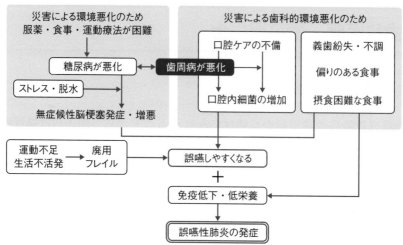

図1 災害発生時の肺炎の成因

の肺炎を予防するためには，『成人肺炎診療ガイドライン2017』に基づいた口腔内細菌のコントロールを目的とする口腔衛生管理を行うことが不可欠である．

● 複数のメタ解析において，歯周治療による血糖コントロールの改善効果が支持されている．したがって，糖尿病患者が避難生活中に血糖コントロールを悪化させないためにも，口腔衛生状態悪化の防止を目指した口腔ケアと口腔清掃習慣を確立する患者教育が必要となる．

● 特に高齢者では，誤嚥性肺炎予防という観点からも，口腔衛生状態を悪化させないことが重要である．水がない場合の口腔清掃法や義歯清掃法は，日本口腔ケア学会のウェブサイト「災害時の口腔ケア」[34] を参照されたい．

● 糖尿病患者のなかには，摂食嚥下機能が低下した者や義歯使用者も多く存在する．災害時には，これらの患者に対して，義歯のケアのみならず摂食嚥下リハビリテーションや食支援における多職種連携でのアプローチが重要である．平時より地域包括ケアにおいて口腔機能管理と食支援体制を確立し，災害時に多職種が迅速に連携できる体制を整える必要がある．

2次元コード
文献34)

個々の糖尿病病態への対応

1 全体的な注意事項

1 災害時糖尿病診療の目標

- 災害時，特に災害亜急性期において糖尿病診療で最も留意すべきことは，糖尿病に起因する救急患者・搬送患者の発生をいかにして防ぐかということである．

- ライフラインや物流の途絶による食生活の変化や，インスリン製剤をはじめとする薬剤の不足などで生じる低血糖や高血糖での昏睡を予防することはもちろん，感染症や脱水の発症を防止することなどを念頭に置いて診療を行う．

- 平常時のようにHbA1cを7%未満に保つことが目標ではなく，普段よりやや高めの血糖値であっても，低血糖や副作用のリスクの少ない薬剤を選択し，日々供給量が変化する食事に応じた薬剤調整を行う．

- 一方，持続する高血糖状態を予防し，衛生状態の悪化や免疫力の低下から災害時に増加する肺炎や糖尿病性足病変などの感染症のリスクを減らすことも重要である．

2 避難所診療の実際

- 多くの受診者や避難している人々のなかから，糖尿病患者を把握する必要がある．なかには糖尿病であることを自覚していない，あるいは申告しない患者もいるので，わかりやすく言い方を変えて繰り返し質問する．

- 特に避難所では，糖尿病患者であることを周囲に知らせることで，食事を選択する，残すなどの行為が受け入れられやすくなる．ただし，糖尿病であることを知られたくない患者もいるので配慮する．

- 災害時には，糖質の多い食事，活動量の低下，ストレス，糖尿病治療薬の不足といった血糖値を上昇させる要因と，食料不足，復旧作業などによる運動量の増加といった血糖値を低下させる要因が混在しており，血糖値は不安定になりやすい．

- 日常と同様の食事療法を遵守することは困難であり，原則的に，その時々に入手できるものを食べることとなる．災害時の食事は高糖質のものに偏りやすいため，食後に著明な血糖上昇がみられる．

- 食後の高血糖に対し，糖尿病治療薬やインスリン製剤の種類または投与量を開始・変更するケースが多く認められたが，空腹時低血糖を招来する危険性もある．さらに，電力供給が不安定な時期は，食事のタイミングも1日2回，10

時と16時頃のように日中に偏ることも多く，夜間は長時間の絶食状態となるため，普段より低血糖の出現に留意する必要がある．

● 水分摂取を励行する．避難所での生活や断水の影響でトイレの心配から摂取を控えがちになるが，水分が不足すると便秘や脱水症状を招き，特に高齢者では高浸透圧高血糖状態の危険性が増す．医師から水分を制限されている場合を除き，できるだけこまめに水，お茶を中心とした水分補給励行の注意喚起をする．

③ 診療についての留意点

● 使用していた薬剤やインスリン製剤の名称，それまでの糖尿病の状態がわからない患者へ対応する際には，お薬手帳や糖尿病連携手帳が有用であり，平素から重要性を周知させ，携帯するよう指導する．スマートフォン用のお薬手帳アプリの活用や，使用薬剤を携帯電話・スマートフォンのカメラで撮影しておくなども有効である．

● 東日本大震災（2011年）後の日本糖尿病学会アンケート[1]では，お薬手帳のない場合は，使用薬剤について患者の記憶に頼らざるを得なかったとする回答も多かった．その場合には，薬剤やインスリン製剤の写真や実物を持参し提示するなど，患者に思い出してもらい確認する努力が求められる．

● 可能な限り積極的に血糖測定を行い，高血糖患者の発見や治療方法の調整に生かすよう心がける．

● しかし，東日本大震災の急性期には血糖測定関連器材は不足し，避難所や災害医療チームに十分行き渡らなかった．日頃からの備蓄をしっかり行っておく必要がある．

● 低血糖の対処用にブドウ糖を十分量常備し，患者にもたせる必要がある．特に災害時には水やコップの準備が困難であるため，ゼリー状やブロック型のブドウ糖が重宝される．また，重症低血糖のリスクのある患者にはグルカゴン点鼻粉末剤の活用も考慮する．

● 平素から，シックデイの対応として，食事が摂れない場合や食事量が不安定な場合の治療薬調整について患者指導を行う．災害時においてもシックデイルールを応用できることを説明しておく．

● インスリン分泌が低下している糖尿病患者では，災害後の糖尿病状態悪化が顕著であることが報告されており[6,7]，日常診療時から患者のインスリン分泌能を把握しておくことが勧められる．

インスリン治療者

- 災害時においては，インスリン治療は継続しつつ，食事の変化などに対応する．
- 食事状況が不安定な場合でも，自己判断でインスリン注射を中断してはならない．
- インスリン治療者の多くは血糖自己測定（SMBG）を行っているので，可能な限り血糖測定を継続し，測定値に基づいてインスリン投与単位を調整する．
- 災害時には，インスリン注射関連の備品の不足も予想されることから，1回ごとに注射針を交換せずに，注射針が折れ曲がらないよう注意しながら複数回使用するのもやむを得ない．この場合には，注射前の空打ちは必ず行い，液が排出されることを確認したうえで注射する．
- 消毒用アルコール綿などの備品が不足した状況では，穿刺部位の消毒を省略するのもやむを得ない．
- 注射器や注射針の複数患者への使用は厳禁である．
- 避難所の集団生活に際して，人前でインスリン注射を行うことを躊躇する患者も多いので，医療者側からの配慮が望まれる．
- 災害時にはインスリン製剤の冷所保存を維持するのは困難な場合が多いが，凍結，あるいは高温や直射日光を避けて室温で保存した状態でも，少なくとも4週間は使用可能と考えられる（インスリン製剤メーカー3社の発表による）．
- 使用していたインスリン製剤の種類を患者が覚えていない場合でも，インスリンカラーカタログの製剤写真から使用薬剤を特定できることが多いので，視覚的な資料を有効に活用する．

① インスリン依存状態の治療者

- インスリン注射の中断は，たとえ1日であっても糖尿病性ケトアシドーシス（DKA）を起こす危険があるので，絶対にインスリン注射をやめてはならない．特に，震災などの災害時はストレスがかかり高血糖になりやすく，ケトン体も上昇しやすいため危険である．
- 食事が摂れない場合でも，基礎インスリン（持効型溶解インスリン，中間型インスリン）を不用意に減量することは行うべきではなく，通常と同じ量で投与を継続する．混合型インスリン，配合溶解インスリンは状況に応じて減量を検討する．
- 食事に応じて，追加インスリン（超速効型インスリン，速効型インスリン）を投与する．食事のタイミングや量が予測できないときは，食べた量にあわせて

食事の後に追加インスリンを注射する方が安全である．その際は，食事開始後に投与が可能なタイプの超速効型インスリンを活用することも考慮する．

- 勤務する医療機関で管理している1型糖尿病患者を含めたインスリン依存状態の患者については，所在，連絡先などを把握しておき，災害時にはインスリン製剤の供給が途絶えていないか注意を向ける必要がある．

- 日常と大きく異なる食事に対応し，追加インスリンの投与量を調整するには，応用カーボカウントの考え方が有用である．

- インスリン依存状態の患者では日常より血糖の変動が大きく，災害時にはさまざまな要因によって血糖変動はさらに激しくなることが多い．このことから，高血糖ばかりでなく低血糖の予防がきわめて重要である．

- 低血糖の対処用にブドウ糖を常備し，患者にもたせる必要がある．ゼリー状やブロック型のブドウ糖に加えて，重症低血糖のリスクのある患者にはグルカゴン点鼻粉末剤の活用を考慮する．

- 高血糖，低血糖の把握のため，血糖測定はこまめに行う．最近は間歇スキャン式持続血糖測定（isCGM），リアルタイム持続血糖測定（rtCGM）を利用している患者も多い．清潔でなくても血糖変動を把握できるため継続使用が望ましいが，スマートフォンで使用している患者も多く，電池の消耗を考えるとモニターを携行し併用することも重要である．

② インスリン非依存状態の治療者

- インスリン治療者のなかには，2型糖尿病であってもインスリン分泌能が低下している人が含まれていることを念頭に置き，安易に経口薬に変更してはならない．

- 混合型インスリン2回注射では，災害時の不規則な食事への対応が困難になるケースがある．食事回数や量が不安定な時期や低血糖が頻発する場合は，頻回

COLUMN　インスリンポンプ使用者

▸ ポンプにトラブルがなく，インスリン製剤やチューブなどの備品類のストックがある場合は，治療を継続する．原則的に基礎インスリンは平常時と同様に，追加インスリンは食べた量にあわせて食後に投与するのが安全である．

▸ 消耗品の供給が維持できない危険性やポンプトラブルに備えて，頻回インスリン注射に切り替えられるようペン型インスリンを準備しておく必要がある．供給が不安定な状況が長期に及ぶ場合，あるいはポンプの不調を感じた場合は，速やかにペン型インスリンによる頻回インスリン注射へ変更する．

インスリン注射に切り替えるか，あるいは持効型溶解インスリン1回注射に速効型インスリン分泌促進薬（グリニド薬）やDPP-4阻害薬，GLP-1受容体作動薬を組み合わせた治療法の方が柔軟に対応できる．

● 最も使い勝手がよいのは超速効型インスリンである．高糖質の災害時の食事内容に対応しやすい．東日本大震災における日本糖尿病学会アンケート[1]でも，災害医療チームが持参したインスリン製剤の内訳では超速効型インスリンが最も多かった．災害医療における超速効型インスリンの重要性が浸透していることが考えられる．

3 インクレチン関連薬（注射剤）による治療者

- インクレチン関連薬には，グルカゴン様ペプチド-1（GLP-1）受容体のみに作用するGLP-1受容体作動薬，もしくはグルコース依存性インスリン分泌刺激ポリペプチド（GIP）とGLP-1両者の受容体に作用するGIP/GLP-1受容体作動薬がある．
- インクレチン関連薬は，インスリン分泌を促進することで食後の血糖降下作用を発揮する．適応は，インスリン分泌能の保たれた2型糖尿病である．
- また，グルカゴン分泌抑制作用を有するといわれ，空腹時血糖の低下も認められるほか，食欲抑制など多彩な作用をもつことで注目されている．
- 1日1～2回や週1回の注射製剤がある．
- 東日本大震災（2011年）発生時には，インクレチン関連薬を使用していた患者は少数であったが，近年はその使用者数が増加している．
- インクレチン関連薬は低血糖の心配が少なく，食事が不規則な場合でも基本的に用量調整は不要なので，状況が不安定な災害時の治療法の一つとして有用であると考えられる．ただし，併用薬によっては低血糖への注意が必要である．
- 一方で，インクレチン関連薬には有害事象として嘔気や下痢などの消化器症状が認められることがあるため，特に災害時に新規に開始する場合は，患者の状態をより注意深く観察する必要がある．
- インクレチン関連薬の注射製剤には，注射針が別途必要なものと注射針が内蔵されているもの，用量が変更できるものと用量変更が不要なものなど，複数の剤形が存在する．災害時において，普段使用しているインクレチン関連薬が入手困難となった場合は，糖尿病専門医へコンサルトのうえ，代替薬を状況にあわせて選択することが望ましい．
- 原則として，未使用の注射製剤は凍結を避けて2～8℃（冷蔵庫内）で保管し，使用しはじめたら冷蔵庫に入れずに室温保管（1～30℃）とする．詳細は製剤ごとに決められているので，添付文書などで確認しておく．

4 経口血糖降下薬による治療者

- 経口血糖降下薬のみで治療されている患者においては，高血糖よりもむしろ災害時の食事の変化などに伴う低血糖が多くなる．また，平時よりも薬剤の副作用が出やすいため体調が悪化することが懸念される．したがって，服用の中断や高糖質食による高血糖に十分な注意を払いながら，低血糖や副作用の少ない治療薬を選択しなければならない（表1）．

- 服用している薬剤が不明な場合や新たに投薬を開始する場合には，ビグアナイド薬，チアゾリジン薬，α-グルコシダーゼ阻害薬（α-GI），SGLT2阻害薬は避けた方がよい．

- 状況に応じて簡易血糖測定を行い，空腹時にも高血糖が持続する場合や発熱などから感染症が疑われる場合には，頻回インスリン注射へ切り替えることが望ましい．

① スルホニル尿素薬（SU薬）

- 膵臓に作用し，インスリン分泌を促進することで，強い血糖降下作用を発揮

表1 災害時における経口血糖降下薬の調整

	災害時における調節	休薬による病態の悪化の危険性	災害時に懸念される副作用
インスリン分泌促進薬（SU薬，グリニド薬）	主食量が半分程度なら内服量も半量とし，主食量が1/3以下のときは中止	高血糖症状の発現に注意	低血糖
α-GI	消化器症状が出現する場合は中止可	少ない（低血糖時はブドウ糖で対応）	消化器症状
ビグアナイド薬	下痢や発熱など，脱水が懸念される状況では中止可	少ない	脱水による乳酸アシドーシス・消化器症状
チアゾリジン薬	浮腫がみられた場合は中止可	少ない	浮腫心不全
DPP-4阻害薬	特になし	少ない	併用薬によっては低血糖の出現に注意
SGLT2阻害薬	十分な水分摂取が困難なときは中止可炭水化物摂取が困難なときは中止可	心不全の悪化に注意	脱水尿路・性器感染症ケトーシス，ケトアシドーシス
GLP-1受容体作動薬	特になし	少ない	消化器症状
イメグリミン	消化器症状が出現する場合は中止可	少ない	消化器症状

する.

- 低血糖以外の重篤な副作用は少ないが，災害時には用量調整が難しい.
- SU薬はインスリン分泌促進作用が強く作用時間が長いため，空腹時に低血糖が起こる危険性が高い．SU薬による低血糖は遷延しやすいため，特に高齢者や高用量服用者では災害発生時以降には減量することが望ましい.
- 食事摂取量が不安定で食事時間も予測できない場合は，あらかじめ通常の1/3〜1/2量に減量する方が無難である.
- 食事の供給が安定した後も，主食（炭水化物）量を参考にして，平時に摂取している主食（炭水化物）量の半分程度ならSU薬も半量に減量し，主食（炭水化物）量が1/3以下のときは中止するよう調整する.

② 速効型インスリン分泌促進薬（グリニド薬）

- 膵臓に作用し，インスリン分泌を促進し，服用後短時間で血糖降下作用を発揮する．食後高血糖の是正に適しており，高糖質食が中心の災害時の食事状況には有効な薬剤である.
- 食事回数が不規則な状況でも食事直前のみの内服で対応しやすく，また重篤な副作用も少ないので使いやすい．ただし，食事量に応じて服用量を減量するなどの調整が必要である.
- 作用時間が短いため，SU薬に比べ低血糖の危険性は少ないが，災害時には予想外のことも起こるため，必ず今から食べ始める状態となってから内服する必要がある．忘れていた場合は食事直後の内服でもよい.

③ α-グルコシダーゼ阻害薬（α-GI）

- 腸管内で二糖類から単糖類への分解を阻害することで，血糖値の上昇を遅らせ，血糖変動をなだらかにする薬剤であるが，血糖降下作用は強くない.
- 単独使用では低血糖の危険性はほぼない薬剤であるが，併用薬によっては低血糖が出現する可能性がある．低血糖が出現したときには，ショ糖などの多糖類ではなく必ずブドウ糖を摂取して対処しなければならない.
- 腹部膨満感などの消化器症状の発現頻度が高い．下痢や脱水，運動不足に伴う便秘は患者の生活満足度を著しく低下させる.
- 災害時には，服用に伴う数々のデメリットが出現する可能性が高く，服用を中止しても血糖コントロールは大幅には悪化しないと考えられる．避難所生活など，平時と大きく異なる環境下では休薬する方が無難である.

4 ビグアナイド薬

- 肝臓での糖新生抑制や末梢組織での糖取り込み亢進によって，インスリン抵抗性を改善させる．特に欧米では有効性が確立されており，わが国でも処方量が多い薬剤である．
- 単独投与では低血糖の危険性が低い．
- 投与初期には下痢などの消化器症状の出現が懸念されるため，新たに処方することは控える．
- まれではあるが，副作用として乳酸アシドーシスが懸念されるため，平時でも高齢者やアルコール多飲者，肝・腎・心・肺機能障害のある患者には使用が制限されている．脱水が乳酸アシドーシスのリスクを高めることが知られており，災害時の生活環境では不測の事態も起こりうるため，体調不良の際には早めに休薬することが望ましい．

5 チアゾリジン薬

- 主に脂肪組織に作用し，インスリン抵抗性の改善を介して血糖降下作用を発揮する．
- 単独投与では低血糖の危険性が低い．
- 尿細管からのナトリウム再吸収を促進するため，循環血漿量の増加を引き起こし，浮腫がみられることが多く，心不全のリスクの高い患者には禁忌となっている．災害時は塩分過多の食事が多くなるため，水分貯留が起こりやすい状況にあり，避難所生活は運動不足にもなるため，浮腫が出現した場合は速やかに休薬する．

6 DPP-4阻害薬

- 食事刺激によって小腸から分泌され，膵臓からのインスリン分泌を促進するホルモンであるインクレチンの分解を阻害することで血糖降下作用を発揮し，主に食後高血糖を改善する．
- 単独投与では低血糖の危険性も少なく，急性に発現する副作用も少ないので，災害時における経口血糖降下薬の第一選択薬の一つといえる．東日本大震災（2011年）の災害時糖尿病医療において有用性が高く評価された薬剤である．
- 食事に応じてインスリン分泌を促進する機序のため，食事回数が不規則な状況でも調整の必要が少ない．
- ただし，SU薬との併用で重篤な低血糖が報告されているので，SU薬に追加する場合はSU薬を減量することが望ましい．

⑦ SGLT2阻害薬

- 近位尿細管でのブドウ糖再吸収を抑制することで，尿糖排泄を促進し，血糖降下作用を発揮する．
- 単独投与では低血糖の危険性が低い．
- 腎機能障害患者では糸球体濾過量（GFR）が低下しているため，効果が減弱し，良い適応ではない．また，腎不全患者と透析患者には使用しない．
- 尿路感染症・性器感染症の発現には注意する．
- 尿糖排泄促進により浸透圧利尿作用が働き，頻尿・多尿がみられる．
- 1型糖尿病へも適応が拡大（イプラグリフロジン，ダパグリフロジン）されているが，食事摂取量が極端に少ない場合や全身倦怠感，悪心・嘔吐，腹痛などを伴う場合，またインスリンポンプ使用者のポンプ不調時には，血糖値が正常に近くてもケトアシドーシス（正常血糖糖尿病性ケトアシドーシス euglycemic diabetic ketoacidosis）の可能性があるので，速やかに中止する．
- 災害急性期・亜急性期では，飲料水の確保が困難な場合やトイレの場所が遠い可能性もあるなど，服用に伴う数々のデメリットが出現する可能性が高く，休薬する方が無難である．
- 糖尿病と心不全の合併例では，服用中止に伴い心不全が悪化する可能性があり，あらかじめ休薬・継続については主治医と相談しておくことが望まれる．少なくとも食事摂取不良時は休薬する方が無難である．

⑧ GLP-1受容体作動薬

- 詳細はⅢ-「③インクレチン関連薬（注射剤）による治療者」を参照．
- DPP-4阻害薬と同様に，食事に応じてインスリン分泌を促進する機序のため，単剤投与では低血糖の危険性が低い．
- 現在，処方可能な薬剤は経口セマグルチドのみであるが，服用条件として，空腹の状態で服用する，コップ約半分の水（約120 mL以下）で服用する，服用時および服用後少なくとも30分は飲食および他の薬剤の経口摂取を避ける等の注意事項が存在する．

⑨ イメグリミン

- グルコース濃度依存的インスリン分泌促進作用およびインスリン抵抗性改善作用により，血糖降下作用を発揮する．その作用機序はミトコンドリアへの作用を介するものと想定される．
- 単独投与では低血糖の危険性が低い．

- ● ビグアナイド薬と併用した場合に消化器症状が多く認められたことから，災害時にはビグアナイド薬との併用は慎重に行う．
- ● 特に，インスリン，SU薬，グリニド薬と併用する場合に低血糖のリスクが高くなる可能性があり，これらの薬剤の減量を検討する．
- ● わが国の経口血糖降下薬のなかでは最も歴史が浅く，推算糸球体濾過量（eGFR）が$45\,\mathrm{mL/分}/1.73\,\mathrm{m}^2$未満の腎機能障害患者（透析患者を含む）への投与は推奨されない．
- ● 災害時，消化器症状が出現した際には休薬する方が無難である．

5　食事・運動療法のみの患者

● 薬物療法が必要ないレベルでコントロールされている糖尿病患者では，糖尿病に関連する重大な問題は発生しないと思われるが，高糖質の食品・飲料の過剰摂取には注意する必要がある．以下，災害時の食事療法，運動療法の注意点について記載するが，これらは薬物療法を行っている糖尿病患者にも共通である．

1　災害時の食事療法

● 食料不足時には選択の余地はなく，そのときに食べられるものを食べる．一方，食料の供給が確保されてくると，エネルギー過多や塩分過多になる場合も多い．周囲に気兼ねして残さず食べるのではなく，必要な量だけ食べるよう心がけることが重要となる．

● 災害時に供給される食品は，インスタント食品やおにぎり，菓子パン，缶詰など，糖質や塩分の多いものに偏り，タンパク質や野菜を食べる機会を得にくい．

● 食品の栄養成分表示に注意し，できるだけ日常生活での摂取量に近づけられるよう心がける．捨てる場所が限られていたとしても，麺類の汁は飲み干さないようにする．野菜やタンパク質を先に食べ，炭水化物はなるべく後に食べるよう食品摂取の順序も意識する．

● 東日本大震災（2011年）の管理栄養士に対する日本糖尿病学会アンケート[1]によると，自宅生活者においても炭水化物摂取，インスタント食品，菓子類，菓子パンが増加し，主菜，果物，野菜，乳脂肪の摂取が減少したとの回答が多数であった．

● 東日本大震災の患者に対する日本糖尿病学会アンケート[1]によると，食事に気をつけなければならないと思った時期が，被災から平均13日後，被害の大きかった沿岸部では平均30日後であった．

● 被災後に清涼飲料水やアルコールの摂取量が増えたという回答も多かったため，急激な血糖上昇に注意する．

2　災害時の運動療法

● 多くの被災地は，運動ができる環境にない．

● 避難所生活では，他人の目が気になり運動できない，あるいは精神的に落ち込み外出したくないといった理由で運動不足になりがちである．

● 避難所生活であっても，深部静脈血栓症（DVT）予防のため，足の屈伸運動やストレッチングなどの運動が励行される．一方，ガソリン不足の影響で歩行量

が増え，また復旧作業のため活動量が上がる状況においては，低血糖の出現に注意が必要である．

● 東日本大震災の患者に対する日本糖尿病学会アンケート[1]によると，運動療法を再開した時期は被災から平均15日後，被害の大きかった沿岸部では平均35日後であった．

6　高血糖，低血糖，糖尿病性昏睡

❶ 高血糖

- 災害時には，不便かつ不規則な生活環境で思うような血糖コントロールができないのが現実である.
- 低血糖の危険を避け，被災直後の短期間は血糖値が多少高め（空腹時血糖値150〜200 mg/dL）でもかまわない.

1. 症　状
- 口渇，多飲，多尿.

2. 高血糖の誘因
- インスリン注射を含む糖尿病治療薬の自己中断.
- 環境の激変によるストレス.
- 高エネルギー，高炭水化物の食事.
- 糖分を含む水分の摂取.
- 運動不足.
- 感染症.

3. 高血糖時の対応
- 高血糖で体に変調を感じるようであれば，超速効型インスリンを低用量で注射する方法で対処する. 災害時の血糖コントロールは，シックデイのときのルールに従って対処する.
- 1型糖尿病患者を含むインスリン依存状態の患者では，食事が摂れなくても持効型溶解インスリンは継続して使用する.

❷ 低血糖

- 災害時の生活環境の変化により，平常時の治療を継続することで低血糖を生じることがあり，糖尿病治療中の患者にみられる頻度の高い緊急事態である.
- 高齢者の低血糖による異常行動は，認知症と間違われやすいので注意が必要である.

1. 症　状

● **交感神経刺激症状**：血糖値が正常の範囲を超えて急速に降下した結果生じる症状.

　▶発汗，不安，動悸，頻脈，手指振戦，顔面蒼白など.

● **中枢神経症状**：血糖値が50 mg/dL程度に低下したことによる中枢神経系のエネルギー不足を反映する症状.

　▶頭痛，眼のかすみ，空腹感，眠気 (生あくび).

　▶50 mg/dL以下では意識レベルの低下，異常行動，けいれんなどが出現し，昏睡に陥ることがある.

● 自律神経障害のために交感神経刺激症状が欠如する場合や，繰り返し低血糖を起こしている場合には，低血糖の自覚症状がないまま昏睡に至ること (無自覚性低血糖からの昏睡) があるので注意を要する.

2. 糖尿病性昏睡との鑑別

● 意識障害の際は，低血糖性の昏睡と糖尿病性昏睡との鑑別が必要であり，この鑑別には速やかな血糖測定が望ましい. 簡易血糖測定器でもよいので，迅速に測定したい. 医療機関では，グルコース分析機器 (Point-of-Care Testing (POCT) 機器) による迅速な測定が望ましい.

3. 低血糖の誘因

● 災害時は生活環境の変化により，食事時間が不規則となり，食事量または炭水化物の摂取が少なくなることもある. また，普段よりも強く長い身体活動を行った際に低血糖が誘発される. さらに，強く長い身体活動を行った日の夜間および翌日の早朝にも低血糖が誘発されやすい.

4. 低血糖時の対応

● 経口摂取が可能な場合は，ブドウ糖 (5～10 g) またはブドウ糖を含む飲料水 (150～200 mL) を摂取させる. ショ糖 (砂糖) の場合はブドウ糖の倍量 (10～20 g) を摂取させる. α-グルコシダーゼ阻害薬 (α-GI) 服用中の患者では必ずブドウ糖を選択する. 約15分後に，低血糖がなお持続するようならば再度同一量を摂取させる.

● 経口摂取が不可能な場合に，無理にブドウ糖の経口投与を行うと誤嚥性肺炎を誘発することがある. ブドウ糖や砂糖を水で溶かして，口唇や歯肉の間に塗りつけたり，グルカゴン注射液1 mg 1バイアルを筋肉注射，もしくはグルカゴン点鼻粉末剤3 mg 1キットを点鼻する.

● 意識レベルが低下するほどの低血糖をきたしたときは，応急処置で意識レベルが一時回復しても，低血糖の再発や遅延で意識障害が再び出現する可能性が高いため，医療機関に搬送する.

● その場に血糖測定器がなく血糖測定ができない場合には，後述の糖尿病性昏睡との鑑別に迷うこともあるが，低血糖による意識障害の可能性を考えた場合は，まずは低血糖への対処を優先する.

5．再発予防

● 2型糖尿病患者では，低血糖を起こしやすいスルホニル尿素薬（SU薬）などは減量あるいは中止する.

● 1型糖尿病患者では，低血糖の原因を患者とよく話し合い，その結果を踏まえ，インスリンの投与量などを調整する.

❸ 糖尿病性昏睡

● 糖尿病患者に感染症，糖質の大量摂取，脱水などの誘因が加わると，絶対的あるいは相対的インスリン作用不足に陥り，急性代謝失調を起こす.

● 糖尿病性ケトアシドーシス（DKA）と，ケトン体産生量が比較的少ない高浸透圧高血糖状態があり，重度の場合は昏睡に陥り，適切な初期治療を施さないと死に至る.

● 初期治療は，十分な輸液と電解質の補正，およびインスリンの適切な投与である.

● 簡易ケトン体自己測定器で血中ケトン体を測定する.

1．DKAと高浸透圧高血糖状態の病態

1）DKA

● 極度のインスリン欠乏と，コルチゾールやアドレナリンなどのインスリン拮抗ホルモンの増加により，高血糖（>250mg/dL），高ケトン血症（β-ヒドロキシ酪酸の増加），アシドーシス（pH≦7.3）をきたした状態がDKAである.

● **前駆症状**：消化器症状（悪心，嘔吐，腹痛）や全身倦怠感など.

● **身体所見**：クスマウル大呼吸（代謝性アシドーシスに呼応した反応），アセトン臭.

● 血糖値≦250（または200）mg/dLのDKAを，正常血糖糖尿病性ケトアシドーシスと呼び，SGLT2阻害薬服用中や妊娠中の糖尿病患者で認められることがある．飢餓状態，低炭水化物食，敗血症，慢性的なアルコール摂取，肝疾患なども背景因子となりうる.

2) 高浸透圧高血糖状態

- 著しい高血糖（＞600mg/dL）と高度な脱水に基づく高浸透圧血症により，循環不全をきたした状態であるが，著しいアシドーシスは認めない（pH 7.3～7.4）.
- **前駆症状**：全身倦怠感，頭痛，消化器症状など.
- **身体所見**：著しい脱水，ショックのほか，神経症状（けいれん，巣症状，振戦など）.
- 深部静脈血栓症（DVT）や肺血栓塞栓症（PTE）を伴う場合もある.
- 高浸透圧血症（有効浸透圧＞320mOsm/L）をきたす.「有効浸透圧＝2×血清ナトリウム（mmol/L）＋血糖（mg/dL）÷18」で計算される値を用いる.

2. 低血糖性の昏睡との鑑別

- 意識障害の際は，高血糖性の糖尿病性昏睡と低血糖性の昏睡との鑑別が必要であり，この鑑別には速やかな血糖測定が望ましい．簡易血糖測定器でもよいので，迅速に測定したい．医療機関では，グルコース分析機器（POCT機器）による迅速な測定が望ましい.

3. 糖尿病性昏睡の誘因

- インスリン注射の自己中断.
- 糖質の大量摂取（清涼飲料水など）.
- 脱水（断水やトイレ事情などから水分摂取が不十分となる場合がある）.
- 高浸透圧高血糖状態は高齢者に多い.
- 肺炎などの感染症，消化管出血，腎不全，脳血管障害，心筋梗塞，肺動脈血栓症なども誘因となる.

4. 糖尿病性昏睡の治療

- 十分な補液とインスリン持続静脈内投与を行う.
  - ▶ 体重の変化から脱水の程度をおおまかに推定し，直ちに生理食塩水の点滴静注（500～1,000mL/時）を開始する．最初の数時間は水分欠乏量にあわせて200～500mL/時で輸液し，尿量をみながら調整する.
  - ▶ インスリンは持続静脈内投与が原則である．速効型インスリンを0.1単位/kg/時の速度でポンプを用いて持続静脈内投与する.
  - ▶ 血糖値が250～300mg/dLまで低下したら，ブドウ糖を含む低張電解質輸液（3号輸液など）に変更する.
- 重炭酸塩（HCO_3^-）によるアシドーシス補正は，pHが7.0以上の場合は原則と

して行わない.
- ●インスリン治療により血清カリウム値が低下するので，低カリウム血症に注意が必要である.
  - ▶血清カリウム値を4.0〜5.0mmol/Lの範囲に維持するようカリウム補充を行う.
  - ▶心電図モニターにより，低カリウム血症時に出現するQT延長，T波平低化，U波などの変化に留意する.
- ●誘因に対する治療を行う.
  - ▶糖尿病性昏睡に至った原因の検索は特に重要である.
  - ▶細菌感染が疑われる場合は，治療開始時より抗菌薬を投与する.
- ●治療開始後の合併症に注意する.
  - ▶高齢者や虚血性心疾患の既往のある患者では，過度の補液による心不全に注意する.
  - ▶急激な血糖降下は脳浮腫を惹起するので，1時間あたり50〜100mg/dLの緩徐な血糖降下を目安にインスリンの投与量を調整する.
- ●専門医のいる医療機関への移送をできる限り速やかに行う. それまでに行った輸液とインスリン治療の内容を紹介状に記載しておく.

7 糖尿病合併症・併存疾患

1. 神経障害

- 糖尿病性神経障害は多彩な臨床徴候を呈し，災害時の避難生活を送るうえでもさまざまな影響を及ぼすと考えられるが，神経障害を合併した糖尿病患者に対して災害時に必要となる配慮として，糖尿病性足病変の予防，無自覚性低血糖の予防と処置，ならびに痛みに対する対症療法が挙げられる．

① 糖尿病性足病変

- 糖尿病患者にみられる代表的な糖尿病性足病変は糖尿病性壊疽であり，壊疽をきたす背景因子として糖尿病性神経障害が中心的役割を果たしている．
- 神経障害が直接的に壊疽につながるわけではなく，壊疽に至るきっかけとなるさまざまな病変（水疱，びらん，小切傷，蜂窩織炎，潰瘍）が存在し，それらを含めて「糖尿病性足病変」と総称される．
- 非外傷性の下肢切断の約40〜60％が糖尿病患者であること，糖尿病関連の下肢切断の85％に足潰瘍が先行すること，糖尿病患者の足潰瘍の80％は外的損傷に起因することから，外的損傷の予防が重要である．
- 足潰瘍あるいは下肢切断の既往，足病変に関する知識の有無，社会的孤立の有無，素足歩行習慣，しびれ感や痛みなどの神経障害の自覚症状，間欠性跛行の有無などについての詳細な問診を行う．
- 足壊疽の誘因として最も多いのが「靴擦れ」であることから，足に合った靴を選び，靴の中に異物がないことを確認し，靴を履くときは必ず靴下を履き，靴下の縫い目を外にして履くか縫い目のないものを履き，屋内でも素足で歩くことを避けるように指導する．
- 足の裏および足趾間を毎日観察するように指導する．患者が自分で点検できない場合は，ほかの誰かが点検するシステムを構築する．
- 全身の清潔保持のために毎日の入浴が望まれるが，困難な場合には足浴を行い，入浴および足浴後は十分に乾燥させるように指導する（特に足趾間）．
- 自律神経障害により発汗が減少している場合には，皮膚が乾燥し亀裂をきたすことによる感染症の合併を予防する目的で，保湿剤を塗布する（足趾間には使用しない）ように指導する．逆に，発汗が多い場合にはタルクパウダーなどを使用して過湿潤の防止に努めるとともに，靴下をこまめに交換するように指導する．

- 家庭用暖房器具による熱傷（特に低温熱傷）から足壊疽をきたすことがあるため，熱源に足を近づけないこと，電気あんかの使用を避けること，電気毛布/敷布を使用すること，靴や靴下の中でカイロを使用しないことを指導する．
- 下肢の筋力低下防止および下肢血流障害例に対する側副血行促進の意味で，運動療法を勧める．長時間の歩行は靴擦れをきたす危険性があることから，1回10〜15分にとどめ，1日に何回かに分けて行うように指導する．
- 糖尿病患者には高頻度に足部白癬が認められ，細菌感染を合併することにより足壊疽をきたすことがあることから，抗白癬菌薬による治療を徹底する．
- 鶏眼や胼胝の処理は，患者自身ではなく医療従事者が行う．
- 水疱，切創，擦過傷，痛みがあるときは直ちに医師に相談する．
- 避難所で医療者は糖尿病患者の足を観察する（詳細はⅢ-**7**-「4. 足壊疽，PAD」を参照）.

❷ 無自覚性低血糖

- 避難生活中は，食事時間および食事量にばらつきが生じることがあり，薬物療法中の患者で重症の神経障害を合併している場合には，無自覚性低血糖に注意する必要がある．
- インスリン療法中の患者には，血糖自己測定（SMBG）の頻度を増すように指導する．スルホニル尿素薬（SU薬）を使用している場合には，低血糖を起こす可能性があることに留意する．
- 薬物療法中の患者には，常に補食できるものを携行するように指導する．

❸ 痛みに対する対症療法

- 強い痛みにより生活の質（QOL）が損なわれる場合には，避難生活を送るうえでも大きな障害となるため，何らかの対症療法薬が必要となる．
- 災害による睡眠障害が加わることでうつ状態に陥ることもあり，注意深い観察が必要である．
- 対症療法薬として，カルシウムチャネル$\alpha_2\delta$サブユニットリガンド（プレガバリン，ミロガバリン，ガバペンチン），セロトニン・ノルアドレナリン再取り込み阻害薬（デュロキセチン），三環系抗うつ薬（アミトリプチリン，イミプラミン），抗不整脈薬（メキシレチン）などを単独で使用または併用することを考慮する[35].

2. 網膜症

① 糖尿病網膜症のわが国における疫学

- 糖尿病網膜症は，わが国における視覚障害の主要原因の第3位である[36]．わが国の糖尿病網膜症患者は推定500万人程度いるといわれており[37]，2型糖尿病患者を対象としたコホート研究では，糖尿病網膜症の発症率は年3.98％であったとする報告がある[38]．
- 糖尿病網膜症は無症状で進行するため，眼科受診時は既に進行しているケースも少なくない．そのため，糖尿病患者は定期的な眼科受診で糖尿病網膜症の早期発見・早期予防を行うことが，視機能維持のために重要である．

② 糖尿病網膜症の病態，国際重症度分類

- 糖尿病の影響で慢性高血糖を特徴とするさまざまな代謝異常が起こり，糖尿病網膜症が発生する．網膜虚血・低酸素状態で虚血領域から血管内皮増殖因子（VEGF）をはじめとするサイトカインが分泌され，新生血管が発生する．
- 国際重症度分類では，糖尿病網膜症を無/非増殖（新生血管の生じる前段階）/増殖（新生血管が生じた状態）の大きく3つに分類している．

③ 糖尿病網膜症の管理・治療

1. 非増殖糖尿病網膜症における管理

- 軽症・中等症・重症と3段階に分類され，治療の基本は内科的な血糖・血圧コントロールであり，眼科は軽症・中等症では3〜6ヵ月ごとの定期眼底検査を行う．重症の場合は1〜2ヵ月ごとの定期眼底検査および蛍光眼底造影検査を行う．虚血があれば網膜光凝固術が必要である．

2. 増殖糖尿病網膜症における管理

- 眼内新生血管の発生は，硝子体出血を引き起こす．硝子体出血や牽引性網膜剥離は硝子体手術の適応となる．新生血管が隅角に発生し，眼圧上昇を伴う難治な血管新生緑内障を引き起こす場合もある．

3. 糖尿病黄斑浮腫の管理

- 細小血管障害による血管透過性亢進や漏出に伴う浮腫が黄斑部に生じると，糖尿病黄斑浮腫になる．糖尿病黄斑浮腫の治療は抗VEGF薬の硝子体内注射，

ステロイド薬注射，網膜光凝固術，硝子体手術があり，病態に応じて治療を考慮する．

④ 災害時における糖尿病網膜症の管理

● 前述のように，糖尿病網膜症と糖尿病黄斑浮腫の管理は定期通院による早期発見と個別的な治療が基本となる．

● しかしながら，東日本大震災（2011年）時の患者アンケート調査（日本糖尿病学会）[1] によると，糖尿病患者2,503人のうち41人において糖尿病網膜症が発生・悪化しており，糖尿病網膜症管理の重要性が再認識された．

● 糖尿病網膜症や糖尿病黄斑浮腫による視覚障害者は，災害時には一般の人よりも多くのリスクを抱えている．

● 医療へのアクセス低下は早期発見の遅れにつながり，糖尿病網膜症が悪化する．糖尿病網膜症による視覚障害で避難困難となり，また緊急情報を得られないといった情報アクセスの困難なども生じうる．点眼薬の紛失や汚染などによる投薬アドヒアランスの低下，活動性低下による糖尿病の悪化なども大きな問題である．

● 医療従事者には，行政と連携しながら，移動支援や医療へのアクセスを含めた視覚障害者向けの避難計画の策定を行うことや，視覚情報を音声や触覚情報へ変換するツールの整備などが求められる．

● 海外では，災害時に病院が診療を行えない場合の眼圧測定アプリ等，自宅でのフォローアップの手段が開発されるなどの対策が進められている．患者自身も日頃より眼鏡や視覚補助機器，必要な点眼薬などを含めて周到に準備しておく必要がある．

● 東日本大震災では津波により紙・電子カルテ等の医療情報が消失し不便が生じた．そのようななか，クラウド型管理によって診療機能を維持していた施設があり，電子診療データの遠隔保管の有用性が証明された．

● モデルケースとして，宮城県ではみやぎ医療福祉情報ネットワーク協議会（MMWIN）が設立され，現在は医師・歯科医師・看護師・薬剤師・介護施設・行政などが連携して，災害時に二度と情報を失うことがないよう，診療情報や介護福祉情報などを電子化し，遠隔保存・共有することで，安全で質の高い医療を提供している．

● 糖尿病連携手帳または糖尿病眼手帳を持っている場合も，手帳の記載から糖尿病網膜症の有無やそれぞれの病期がおおよそ把握でき，災害時にも病態把握の一助となる．

● 急を要する病態は，①糖尿病網膜症の急速な進行で網膜光凝固術を要する状

態，②硝子体出血などで硝子体手術を要する状態である．これらの時期に適切な治療を受けることが，糖尿病網膜症進行を抑制するうえで重要である．血管新生緑内障で眼圧上昇がある場合も緊急の対応を要する．

3. 腎症，透析

❶ 急性腎障害

- 災害時には，四肢の損傷，壊死によるクラッシュ症候群を発症することがある．これにより急性尿細管壊死となり，急性腎障害（AKI）を発症する．
- 避難所での衛生状態の悪化による脱水もみられることがある．これにより血圧低下や体液量の減少が生じ，腎血流量および腎灌流圧が低下しAKIを発症する．
- 治療としての第一は原因への対応である．次いで体液量を適正化し，腎灌流の回復に努める．加えて適切な栄養補給，血糖コントロール，腎機能に応じた使用薬剤の調整を行う．
- 近年，AKIが高頻度に慢性腎臓病（CKD）へ移行することが報告された．AKI後3ヵ月間を目安に腎機能推移を注意深く見守ることが推奨されている．

❷ 保存期糖尿病性腎症患者の進行予防のために

- 災害に備え，患者は治療薬，インスリン製剤などについては1〜2週間分を用意しておく．また，糖尿病連携手帳やお薬手帳は常に携帯しておく．
- 避難所生活では不眠，栄養状態の偏り，脱水，感染などで腎機能障害が悪化しやすいため，糖尿病性腎症の重症化を予防するためにはまず血糖，血圧のコントロールが大切である．不眠，環境の変化により血圧コントロールが通常より困難であるが，収縮期血圧130mmHg未満かつ拡張期血圧80mmHg未満が目標である．
- 避難所に避難したら，患者は糖尿病および腎臓病があり，治療中であることを巡回の医師，看護師もしくは周囲の人に申し出る．
- 避難所での食事は限定されているが，なるべくカリウム，塩分を制限し，また脱水にならないように水分は十分摂取するよう患者に指導する．
- 推算糸球体濾過量（eGFR）30mL/分/1.73m^2未満の患者は特に高カリウム血症が出現しやすいため，レニン・アンジオテンシン系（RAS）阻害薬の調整を行い，腎排泄性の薬剤は減量，投与間隔の延長を検討する．
- これらを機に糖尿病性腎症が悪化しやすいので，注意深く腎機能，アルブミン尿の推移を見守る．

表1　平時に共有しておくべき病院情報

電気関係	水関係
・自家発電機の有無 ・燃料の油種 ・燃料タンクの容量 (t) ・給油口の口径種類 ・1日で消費する燃料 (t) ・平時の燃料納入業者 ・派遣する電源車の発電容量 (kVA) ・電源車 (大型) 停車位置と受電設備までの距離 ・電源車の接続方法 (コネクタ受け, 端子台受け)	・受水槽の有無 ・地下水利用の有無 ・受水槽の容量 (t) ・医療機能を維持するのに必要な最低水量 (t) ・貯水タンクの設置位置 (地下, 地上) ・給水車 (大型) 停止位置と貯水槽までの距離

(DMATロジスティックチーム隊員養成研修スライドより)

③ 透析患者に対する透析医療の確保

●透析患者に影響を与える災害は地震, 洪水, 台風などがあるが, 平時の対策として, 災害時に透析室が透析不能となる原因を減らすこと, 透析室が透析不能となった場合の受援計画を立てること, 患者教育をすることが大切である.

1. 透析室が透析不能となる原因

●原因はライフライン障害と施設損壊である.

●ライフライン障害は断水, 停電であるが, 平時に各都道府県の透析医会は表1に示すように都道府県内の透析施設の電力, 水関係の情報を共有しておく必要がある[39]. 停電対策としては自家発電機が推奨されるが, 近年は移動電源車の利用が可能になっている. 一般にライフラインは電力, 水, ガスの順で復旧するといわれている.

●地震による施設損壊の対策としては, 建物自体の耐震対策に加え, 以下が挙げられる[40].

①透析用監視装置のキャスターは, ロックしないでフリーにしておく.

②透析ベッドのキャスターは床面に固定しないでロックだけしておく.

③透析液供給装置と逆浸透 (RO) 装置は床面にアンカーボルトなどで固定しておく. あるいは免震台に載せておく.

④透析液供給装置およびRO装置と機械室壁面との接続部は, フレキシブルチューブを使用しておく.

●洪水, 水害対策としては施設の立地条件を把握し, ハザードマップを調べておくことが重要である. 浸水が起こりやすい場所であれば, 土嚢袋を準備し, 止水板を設置する.

2. 患者教育

- 治療薬，インスリン製剤などについては1～2週間分を用意しておく．糖尿病連携手帳，お薬手帳などを常時携帯する習慣をつけておく．
- 災害用伝言ダイヤルの使い方を練習しておく．災害時は患者から普段の透析施設に連絡する．
- 避難先および避難先に近い透析施設を把握しておく．
- 広域災害では，遠隔地で支援透析を受ける場合があることを理解しておく．
- 避難所に避難した場合は，透析を受けていることを巡回の医師や看護師もしくは周囲の人に申し出る．
- 被災時の食事については塩分，カリウム，水分の摂り過ぎに注意する．

3. 自施設が透析不能になった場合の受援計画

- 施設の被災状況，ライフライン，交通機関，通信の状況を調べる．
- できるだけ早く日本透析医会災害時情報ネットワークに被害状況を入力し，支援透析を要請する．災害時は厚生労働省もここに入力された情報を共有しているため重要である．
- 早急にスタッフの役割分担をして，透析中であれば透析を終了し患者を安全な場所に移動させ，現在の状況と今後の方針を患者に説明する．

4. 被災施設の患者を支援透析する場合のポイント

- 被災施設と患者の透析情報を共有し，患者が到着したら同行してきた被災施設側のスタッフと役割分担を行う．
- 被災患者のために日中に5時間程度設備を使えるように透析室を丸ごと空ける．
- 支援透析がどのくらいの期間続くのかという見通しを立てる．

5. 行政と協議すべき事項

- 透析には大量の水が必要なことを理解してもらい，必要な水の量について話し合っておく．
- 自家発電機があっても機能しない場合があり，移動電源車の利用が可能かどうかについても確認しておく．
- 支援施設で透析を行う場合の患者搬送に関して，多数の患者を移送する場合は行政に依頼する可能性があること，また遠隔地の支援施設での透析が必要な場合は患者の宿泊や生活支援を依頼するケースがあることも協議すべきである．

6. 腹膜透析[41]

2次元コード 文献41)

● 腹膜透析に関しては災害時には必ずメーカーから患者個人に連絡があり，メーカーからその患者の管理施設に連絡がある．そのため，特に問題が生じていなければ急いで患者が管理施設に連絡する必要はない．ただし，停電などでバッグ交換ができない場合は管理施設に急いで相談するよう患者に指導する．

4. 足壊疽，PAD

❶ 災害時における足壊疽やPADの管理

● 糖尿病の合併症は全身に及ぶが，糖尿病性足病変には，足趾の変形，胼胝，靴擦れ，足部白癬，蜂窩織炎，足潰瘍，足壊疽などが含まれる．特に足壊疽は足部が融解壊死または乾燥壊死した状態であり，下肢切断のリスクが高い．

● 下肢動脈血流が悪くなると，組織に十分な酸素や栄養が供給できなくなり，下肢痛や足壊疽に陥る．救肢するためには，早期に血流を評価するとともに血流改善が必要となる．

● 下肢動脈疾患を表す用語は，従来，下肢末梢動脈疾患（PAD）が使用されてきたが，最近では，包括的高度慢性下肢虚血（CLTI）の用語を用いることが多く[42]，虚血に加えて，創状態，神経障害，感染などの肢切断リスクをもつ「治療介入が必要な下肢」を総称してCLTIとする概念が提唱されている．

2次元コード 文献42)

● 災害時には，病態を把握するのに有効な検査や機器が使用できない場合もある．したがって，身体所見から病態を把握すること，急速に全身状態が悪化する危険のある感染合併症例を見逃さず，迅速に処置対応することが重要である．

❷ 糖尿病性足病変とは

● 糖尿病性足病変には，神経障害を原因とする足趾の変形や皮膚病変と，血流障害を原因とする下肢虚血，そしてそれらが併存しているものがある．

● 進展・増悪に関与するリスク因子として，足潰瘍・足趾切断・下肢切断の既往，足趾の変形，PAD，糖尿病性神経障害，視力障害などが報告されており[43]，これらのリスク因子を有する足に外傷や靴擦れなどの反復メカニカルストレス，また低温熱傷などの外因が加わると，糖尿病性足病変が発症する．

● 医療従事者が靴下を脱がさない限り，糖尿病性足病変の早期発見が困難であり，特に災害時では見逃されがちである．災害時は，足場が悪くなることも多く，外傷をつくりやすいため，積極的に靴下や靴を脱がせ，足を診察することが重要である．

❸ 糖尿病性足病変や外傷を合併する患者をみつけたときは

- 明らかな外傷（転倒や打撲）で出血を伴うものであれば，水道水で洗浄し，数分圧迫して止血を確認し，その後清潔なガーゼで覆う．足潰瘍や足壊疽などの糖尿病性足病変の場合も，創部をよく洗ったうえで観察する．原因として神経障害か血流障害を有しているかどうかを評価する．
- 神経障害が主体の場合は疼痛は弱く，潰瘍の部位も足底などに多いが，血流障害が主体の場合は疼痛が強く，足趾や踵部に潰瘍を有することが多い．また，両者は混在することも多い．
- 感染の合併の評価を忘れてはならない．周辺に発赤や熱感・腫脹・疼痛があるかに注目することで，感染の合併と程度をある程度鑑別できる．歩行するなど足に体重がかかることによって潰瘍が悪化する可能性もあるので，創部を清潔に保つ指導を行う．
- 足潰瘍や足壊疽を有する患者では，足の小さなサインを見逃さず，問診と診察，そして適切な検査・治療・指導を行い，必要であれば適切な科の医師の診察につなげる．

1. 問 診
- 問診によって，ある程度の疾患重症度を把握する．血流障害が疑われる場合には，安静時疼痛や跛行症状があるのか，それらはいつから発症しているのか，跛行症状の場合はどのくらいの距離で出現するのかを確認する．

2. 診 察
- 皮膚所見として下肢挙上による蒼白，体毛の消失，爪の萎縮，冷たく乾燥し亀裂の入った皮膚は，下肢血流低下のサインである．そのようなサインや足壊疽を有する患者では，まずは足部を触って冷感を確認する．
- 触診ならびにドプラエコー検査によって，足背動脈，後脛骨動脈，膝窩動脈，大腿動脈の拍動を確認し，ある程度の狭窄，閉塞部位の予測を立てておく．

3. 検 査
1）下腿-上腕血圧比（ABI）
- スクリーニングに使用される最も一般的な検査である．日本循環器学会・日本血管外科学会の『2022年改訂版 末梢動脈疾患ガイドライン』[42]では，0.90以下で主幹動脈の狭窄や閉塞，1.40より高値では動脈の高度石灰化の存在が疑われるとされる．

2次元コード
文献42）

2) 皮膚灌流圧（SPP）

- SPPは，ABIでは評価が難しい高度動脈石灰化症例でも計測ができ，創傷治癒の予測や切断部位の決定に有効である．SPPが40mmHg以上であれば創傷治癒能力があり，保存的治療が可能であると考えられている．

④ 治　療

- ABI 0.5未満やSPP 40mmHg未満では，血行再建の検討が必要である．血行再建ができない場合にデブリードマンを行うと，壊死範囲が拡大することがあるので，デブリードマンは最小限度にとどめる．
- 感染例では壊死組織のデブリードマンは必須であり，併せて抗菌薬を投与する．急速に進行し，全身状態が悪化することがあるため注意深く処置を行う．

⑤ 災害時における患者教育のポイント

- 神経障害や血流障害を有する患者の足潰瘍や足壊疽の予防には，医療従事者の足の観察と同時に，患者自身が災害時でも足をセルフケアできるように指導することが重要である．
- 基本的には，足を洗い清潔に保つと同時に，洗うときに皮膚の変化をみて清潔に保つこと，靴擦れは足壊疽の誘因となるので普段履いている靴を履くこと，そして素足を避け，靴下や室内履きを履くことを指導する．
- 神経障害を有する患者では，暖房器具での低温熱傷や入浴時の温水による熱傷に注意するように繰り返し指導する．
- 外傷をつくってしまった場合は，流水できれいに洗い流し，清潔なガーゼやばんそうこうを貼って保護し，すぐに医療者に相談するように繰り返し指導する．

5. 静脈血栓塞栓症

① 静脈血栓塞栓症 —深部静脈血栓症と肺血栓塞栓症

- 下肢静脈で血液が凝固して血栓が形成されると，患肢の疼痛や浮腫がみられ，皮膚が暗赤色を呈することがある（深部静脈血栓症（DVT））．
- その血栓が下大静脈を経て肺動脈に塞栓をきたすと突然の呼吸困難や胸痛，意識消失などを訴え，また塞栓が肺動脈主幹部や広い範囲に及べば死に至ることもある（肺血栓塞栓症（PTE））．
- このDVTからPTEまでの一連の病態を，静脈血栓塞栓症（VTE）と呼んでいる．

- Virchowは，血流うっ滞，静脈壁損傷，血液凝固亢進を，静脈血流阻害をきたす易血栓形成性の3要素としている．臨床現場でも，長期臥床，下肢麻痺やカテーテル挿入，術後状態，さらには悪性腫瘍や妊娠などをVTEの背景として経験するが，災害そのものもVTEの危険因子になりうる[44]．

② 災害におけるVTE ―不活発，窮屈な姿勢とストレス状態

- 災害を背景にしたVTEでは，第二次世界大戦中のロンドン大空襲の防空壕で発生したPTEの報告が有名で，その主な誘因は長時間の座位による不活発や窮屈な姿勢と考えられる．日常生活においても長時間のフライトやドライブ，デスクワーク，観劇のほか，テレビ試聴もVTEのリスクになることが判明している．
- 災害では，非日常的なストレス状態による血液凝固亢進の可能性が1995年の阪神・淡路大震災で明らかになっている[45]．
- 2004年の新潟県中越地震（以下 中越地震）や2016年の熊本地震では，糖尿病は災害時VTEリスク因子になっていないとの報告がある[46, 47]．
- 地震災害におけるDVT発症率は9.1%とのメタ解析結果がある[48]．

③ 災害（震災）におけるVTEの臨床背景 ―女性，座席車中泊や抗不安薬に注意

- 地震災害に伴うPTE死亡が初めて報告されたのは中越地震であるが，PTE患者は発災2日目から地域中核病院に搬送され，その多くは車中泊であった．
- 中越地震発災2週間以内に発症したPTEでは，女性や抗不安薬/睡眠導入薬内服のほか，座位での車中泊が危険因子であったとの報告がある．
- 2011年の東日本大震災などの検討では，車中泊のほか，トイレの我慢や下肢外傷がDVT発症に関連し[49]，狭い避難所環境や身体活動に乏しい避難生活でもDVT検出頻度が高くなることが判明した[50]．
- 中越地震や熊本地震では，マスコミはもちろん自治体や学会が啓発を行うことで[51]，またイタリアでの調査では簡易ベッドを導入すること[52]により，VTE発症が減少することが示唆されている．

④ 災害（震災）サイクルにおけるVTEへの対応

1. 災害超急性期・急性期（発災1週間まで）の対応 ―避難時就寝環境の改善とVTE危険因子の認識

- 中越地震では発災2日目からPTE発症が知られていること，3日目以後の車中泊例にDVTを検出しやすいことなどから，発災早期から車中泊や雑魚寝を回

避して簡易ベッド導入を進め，就寝環境の改善を図る．車中泊が避けられない場合には，できるだけ下肢を伸ばせる就寝環境を確保し，抗不安薬/睡眠導入薬の内服を避け，脱水予防に配慮する．

- VTE発症の背景としては，女性や抗不安薬/睡眠導入薬の内服，トイレの我慢に留意するが，中越地震のPTE死亡例は50歳以下の女性に集中していたものの[51]，熊本地震でのDVT発症は70歳以上や睡眠導入薬内服，下肢浮腫，下肢静脈瘤が予測因子であった[47]．

- VTE高リスクの場合は，積極的に下肢静脈エコー検査を行い，DVTを認めるかヒラメ静脈最大径が9mm以上であれば適切な医療機関の受診を念頭に置き，特に膝窩静脈より近位に血栓を認める中枢型DVTやD-ダイマーが2.0μg/mL以上の場合は治療を手配する[53]．

2. 災害亜急性期（発災2週目～1ヵ月）の対応
―VTE啓発と弾性ストッキング着用促進

- 中越地震，熊本地震では，多くのVTEは発災14日までに発症していたが，その後も散発的に発症していたため[54]，避難時の雑魚寝や車中泊が改善されない場合には，マスコミや自治体による啓発のほか，弾性ストッキングの着用，生活不活発に伴う廃用回避を検討する．

3. 災害慢性期（発災2ヵ月目以降（～数年））の対応
―VTEの定期検査と仮設住宅での不活発回避

- 中越地震では，DVTは災害慢性期まで遷延することが判明しており[46]，また，仮設住宅生活者では生活不活発に伴うDVT合併が多い[50]．災害亜急性期までにVTEを発症した例については定期検査を，仮設住宅生活者では運動指導や社会参加促進により不活発回避を図る．

⑤ VTEガイドラインや予防関連情報について

- 日本循環器学会等が編纂した『災害時循環器疾患の予防・管理に関するガイドライン』では，40歳以上，女性，車中泊，外傷，トイレの我慢を災害時VTEの危険因子としている[55]．

2次元コード
文献55)

- そのうえで，避難所生活（雑魚寝の床生活）を1週間以内に解消し，これが難しい場合には弾性ストッキングを着用，加えて飲水指導や運動指導を行うことがVTE予防の根幹になり，高リスク者では下腿静脈エコー検査によるスクリーニングやD-ダイマー測定も有用であるとの提案をしている[55]．

- 日本内科学会でも，2016年の熊本地震に際して，これまでに発表した災害医

療に関する資材や情報についてウェブサイトで公開している[56].

● VTEへの一般的な対応については，厚生労働省のウェブサイト「エコノミークラス症候群の予防のために」[57]，日本放送協会 (NHK) のウェブサイト「災害時はエコノミークラス症候群に注意！ 避難所での対策とふだんの備え」[58] で予防に関する動画を含めた情報提供が閲覧できる．

● 臨床糖尿病支援ネットワークでは『糖尿病災害時サバイバルマニュアル 第2版』を刊行し[59]，DVT/PTE (エコノミークラス症候群) で注意すべき点をまとめている．

2次元コード
文献56〜59)

6. 感染症

① 生活環境の急激な変化が感染症の発症リスクを高める

● 易感染性宿主である糖尿病患者は，避難生活ではシックデイに相当する血糖コントロールの悪化をもたらす可能性がある．災害時には衛生的環境や睡眠，衣食住などの環境悪化から心身の疲労が蓄積しやすく，ストレスの多い環境は感染症の発症リスクを高める．

● 環境が改善するまでの間は以下のような病態を意識し，慎重な観察と予防，医療介入が必要であり，なかでも糖尿病自体の悪化の阻止が最も重要である．糖尿病患者自身に対しては，平時から災害時の過ごし方に関する情報[8] を提供する必要がある．

2次元コード
文献8)

● 糖尿病における感染症は，災害時においても平時と同様の診断治療原則に従う．特に無批判な抗菌薬の投与は病態の複雑化や耐性菌のまん延につながる．糖尿病患者で問題となる感染症には，次のような病態が含まれる．

1) **糖尿病性足病変** diabetic foot：ブドウ球菌やグラム陰性菌，嫌気性菌などによる感染を併発．

2) **尿路感染症 (真菌感染を含む)**：多くはグラム陰性菌による．

3) **表在性真菌症 (口腔カンジダ症・爪真菌症を含む)**

4) **悪性外耳道炎** malignant external otitis：多くは緑膿菌による．

5) **気腫性胆嚢炎** emphysematous cholecystitis：ガス産生菌による．

6) **化膿性筋炎** pyomyositis：ブドウ球菌などによる．

7) **壊死性筋膜炎** necrotizing fasciitis：嫌気性菌と好気性菌の混合感染による．

● これらはときとして重篤化し，被災現地での対応には限界があるうえに，しばしば生命の危険があることから，一般的診察に加えて無症状の段階から存在の有無を確認し，後方医療機関への適切な転送が原則となる．

●ただし，災害時に生じる後方医療機関への過大な負荷（surge）にも考慮し，Point-of-Care-Testing（POCT）（ケアの現場で可能な臨床検査）を実施し，以下❷〜❼に示す悪化につながる避難環境要因を考慮しつつトリアージする．

●また，新型コロナウイルス感染症（COVID-19）流行を経て，ウイルス性呼吸器疾患はインフルエンザや結核とともに糖尿病患者における高いリスク要因となるため，被災地医療機関においては各種のイムノクロマトグラフィー検査キットの供給を求め，早期診断に活用する．

❷ 避難生活は高血糖による免疫機能の低下をもたらす

●被災地では糖尿病食の供給が難しくなる．輸送や保存が容易な高エネルギーの食品が供給される場面が多く，生鮮食品も不足する．

●避難所では，多くの避難者を対象として大量に調理される場合が多いため，個別化が難しいうえに，いつ食料が枯渇する事態になるかの予測も難しく，食べられるときに食べるなど，糖尿病患者にとってはきわめて過酷な状況となる．

●また，血糖測定関連器材や医療用品，インスリン製剤や経口血糖降下薬などの供給も不安定といった状況が血糖コントロールを不安定にし，免疫機能を低下させる[60,61]．

❸ 糖尿病性血管障害の悪化は嫌気性菌の増殖を助長する

●避難所では，個人のための床面積に制約があり，外出の危険や体力消耗を避ける意図から，日常動作も少なくなる．

●活動性の低下は呼吸器感染症のリスクを上昇させ，車内生活などでは不自然な姿勢や体位を強いられると血管閉塞や狭窄を生じる危険因子となる．

●血管障害の悪化は末梢の虚血による壊死や潰瘍を生じさせ，低酸素状態による炎症細胞の機能低下が生じて，直ちに嫌気性菌の増殖が優勢となる．また，血流の低下により抗菌薬の組織濃度維持が困難となる．さらに高血糖は外科周術期感染（SSI）を含むリスクを高める[62]ことから，災害時の軽微な外傷においても術中術後には積極的に血糖コントロールを行う必要がある．

❹ 糖尿病性末梢神経障害が軽微な外傷のリスクを増加させる

●末梢の知覚神経障害を有する患者では，通常使用しない暖房手段や調理手段を用いるときに軽微な外傷を負いやすいため，低温熱傷や小さな傷からの病原体侵入を予防する．

●特に足の傷からの破傷風やガス壊疽をはじめとする細菌感染が問題となるた

め，フットケアを励行し，避難所ではできるだけ室内履きを用いることを推奨する．

⑤ トイレや入浴設備へのアクセス制限が尿路感染症のリスクを上昇させる

- 自律神経障害を有する患者では，トイレ等へのアクセスに制約があると，膀胱機能障害に伴う残尿が増加して尿路感染のリスクが上昇する．
- 避難所生活者は排泄回数を減らすことを意図して，食事量や飲水量を制限する傾向がみられる．食事や飲水の制限は尿量の減少につながり，膀胱内細菌量の増加をきたすため，飲水の制限は尿路感染のリスクとなる．適切な尿量と排尿回数を維持するため，過度に飲水を制限することのないよう配慮する．

⑥ 注射部位に定着している病原体が増殖しやすくなる

- インスリン自己注射を行っている患者では，皮膚に不顕性のブドウ球菌感染が生じている場合が多いとされている．特にメチシリン耐性黄色ブドウ球菌（MRSA）の分離リスクは2倍以上と報告され，女性におけるカンジダ外陰・腟炎のリスクも高まる．
- 入浴が困難な状況であっても，粘膜感染を予防するため手指衛生や洗顔，口腔の保清に心がけ，インスリン注射を行う部位については，注射前後のアルコール消毒に加えて清拭や水洗を行うよう努める．

COLUMN COVID-19

▶ 新型コロナウイルス感染症（COVID-19）は，糖尿病を有する患者が罹患すると重症化や集中治療室への入室率，死亡率などが増加することが知られている[63]．そのため，日頃の体調管理や血糖コントロールに加えて，重症化抑制効果が報告されているワクチン接種を促す必要がある．

▶ 感染予防には，感染経路別の対策が重要である．COVID-19の主な感染経路は飛沫感染やエアロゾル感染であり，特に避難所などの大勢の人が集まる場所では効果的な換気を意識し，人が密集したり，近距離で会話するような場面ではマスク着用を促す．また，接触感染予防策として，食事の前や顔を触る前には擦式アルコール消毒剤などを用いた手指衛生を励行し，可能な限り物品の個別使用を勧める．

▶ 糖尿病などの重症化リスクのある患者に症状が出現した場合は，早期診断，早期治療が望ましく，特別な機器が不要な抗原定性検査を積極的に活用する．一方，家族内や避難所内で有症状者が出た場合は，空間的な隔離ができるように工夫する．

⑦　避難所における感染症流行の際に糖尿病患者は発症リスクが高い

● 避難所で過ごす患者では，多人数で長時間にわたり1つの空間を共用するため，ヒト-ヒト感染を生じる感染症に注意を要する．さらに，食物を介する集団感染の可能性も高まる．糖尿病患者は同一病原体に感染した場合，非糖尿病患者より発症確率が高まる．

● 空気感染性疾患である結核，飛沫感染するCOVID-19やインフルエンザなどに罹患した場合は，早期に救護所を受診させ，早期かつ積極的に診断・治療する．不織布マスクの着用や手指衛生の指導でリスクを低減する．さらに冬期であっても空気の入れ換えを頻繁に行うことが推奨される．

● また，インフルエンザワクチンや肺炎球菌ワクチンなどの予防接種を患者に優先接種する配慮も望まれる．

● 手指や食品を介して経口感染するノロウイルス等による感染性腸炎は，脱水から高血糖を引き起こし，糖尿病を悪化させるため，可能な限り流水による手洗いができる環境を確保する．

● 特に大規模な避難所の運営[64, 65]を参考に，糖尿病患者に対してあらかじめ配慮しておくことが望まれる．避難所管理者および医療担当者は，嫌気性菌による悪臭など，症状があっても申し出にくい立場の患者をいち早く把握し，感染リスクに留意して，避難者全体への慢性疾患に関する適切な情報提供と啓発，医療支援活動を行う必要がある．

2次元コード

文献64, 65)

7.　心血管疾患

● 糖尿病患者の重大な合併症の一つに心血管疾患が挙げられ，なかでも虚血性心疾患は一刻の猶予も許されない重篤な状態であることがある．また，たこつぼ型心筋症は災害時の特殊な状況下で発症が増加し，虚血性心疾患との鑑別を要する疾患である．

● これらの疾患や災害時のストレスを背景として心不全の発症または増悪を認めることも多く，非専門医であっても初期対応を求められることがしばしばある．

①　虚血性心疾患

● 虚血性心疾患は糖尿病患者における重大な合併症で，非糖尿病患者と比較して虚血性心疾患の発症リスクは約3倍である[66]．災害時には精神的ストレスや不適切な食生活，運動不足，睡眠不足により，急性冠症候群が増加する[67]．

1. 診断のポイント

● 災害発生から間もない時期は，急性冠症候群の診断は容易ではなく，病歴や身体所見が重要である．また，心血管疾患の既往がないか聴取することも重要である．

● 狭心症・心筋梗塞の症状は，前胸部絞扼感，圧迫感と表現されることが多いが，高齢者では食思不振や吐き気，呼吸困難などの症状を呈することもある．さらに，糖尿病患者は非糖尿病患者に比べて冠動脈狭窄に伴う狭心症症状を感じにくく，無症状のままで重症化することが知られており，注意が必要である[68]．

● 起座呼吸，末梢冷感，ラ音や心雑音の有無，血圧・心拍数を把握する．

● 心電図を記録し，ST変化を確認する．特にST上昇を認める場合には緊急治療を要するため，速やかに専門的加療のできる施設への搬送を検討する．

● 可能であれば，全血中心筋トロポニンT検出用試験紙またはヒト心臓由来脂肪酸結合蛋白キットによる急性冠症候群の早期診断に努めるべきである．

2. 初期対応

● 酸素投与，静脈ラインを確保し，速やかに専門医へのコンサルトを考慮する．

● もともと循環器疾患を有する症例では，服薬の中止により悪化するリスクが高まる．降圧薬や抗血小板薬は可能な限り継続する．

● 虚血性心疾患が疑われる場合には，ニトログリセリンの舌下投与または舌下スプレー剤の噴霧が考慮される．しかし，収縮期血圧90mmHg未満，または高度徐脈(50/分未満)，頻脈(100/分以上)を示す患者には投与すべきではない．

❷ たこつぼ型心筋症

● たこつぼ型心筋症は主にストレスを契機に発症し，典型的には心尖部の無収縮と他部位の過収縮を伴う特有の左室収縮障害を呈する心筋障害である．虚血性心疾患との鑑別が難しいことがしばしばである．

1. 診断のポイント

● 閉経後の高齢女性に発症しやすいため，循環動態の変調をきたしている場合にはたこつぼ型心筋症を疑う．

● ストレスを契機として発症するため，病歴の聴取が重要である．

● 胸痛と呼吸困難を主訴とし，心電図でST上昇を伴うことが多いため，急性冠症候群との鑑別が困難であることがしばしばである．

2. 初期対応

- たこつぼ型心筋症と急性冠症候群の鑑別は困難であることから，急性冠症候群として初期対応を行い，速やかに専門医に相談し，専門的加療のできる施設への搬送を検討する．
- 搬送が困難な場合は，薬物療法で循環管理に努める．
- たこつぼ型心筋症の発症予防に早期からのメンタルヘルスケアの介入が重要である．

③ 心不全

- 心不全は何らかの心血管疾患を背景として，心臓のポンプ機能が低下し，肺・体静脈系にうっ血を生じ，日常生活に支障をきたす病態である．虚血性心疾患と同様に災害のストレスなどが影響し，東日本大震災（2011年）では心不全が増加した[67]．なお，大規模災害後は心不全増悪が2ヵ月程度持続するため，特にその期間は注意が必要である．

1. 診断のポイント

- 心不全症状や心不全徴候（浮腫やラ音，III音など）を見逃さないようにする．
- 特にストレスの増加は，交感神経系の活性化を介して血圧上昇や不整脈を招き，心不全発症に影響する．
- 心不全発症につながった増悪因子（塩分過多，疲労，不眠，血圧上昇など）を把握する．

2. 初期対応

- 十分な酸素投与を行う．また，収縮期血圧が140mmHg以上のときは硝酸薬投与，ラ音や浮腫といったうっ血所見があるときは利尿薬投与を検討する．
- 血圧低下や末梢冷感といったショックを疑う状態のときは，カテコラミンの使用を検討するとともに，専門医へのコンサルトや専門的加療のできる施設への搬送を考慮する．
- 心不全増悪の増悪因子である感染症，高血圧に注意し，服薬の中断を避ける．ただし，血圧が低下している場合には硝酸薬や降圧薬の中止を検討する．また，十分な食事や水分の摂取ができない場合にはSGLT2阻害薬や利尿薬の中止を検討するが，服薬中止に伴い心不全が悪化する可能性があり，あらかじめ休薬・継続については主治医と相談しておくことが望まれる．

8. 高血圧（急性増悪）

① 心血管イベント増加と血圧急性増悪

- 2011年の東日本大震災後24時間以内に，心肺停止，次いで急性冠症候群が一過性に増加し，その後に心不全や肺炎が増加し，この傾向は6週間程度続いたと報告された[67].
- 大地震などの自然災害時における急性期の心血管イベントの発症と関連する死亡は，高齢者や心血管リスクの高い患者を中心に，被害状況やストレスの強さに比例して増加することが，1995年の阪神・淡路大震災[69]の際にも報告されている.
- 発症機序を図1に示すが，急性の血圧上昇（災害高血圧 disaster hypertension）が関与している[45,70].

② 災害高血圧

- 1995年の阪神・淡路大震災，2004年の新潟県中越地震の際，激震地に居住していた高血圧患者においては地震直後より有意な血圧上昇をきたし，数週間〜

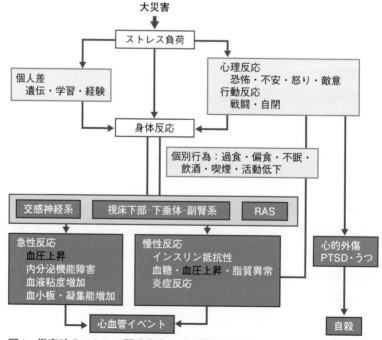

図1 災害時のストレス関連疾患の発症機序（文献45, 70より作成）

数ヵ月間持続したことから，災害高血圧と命名された[71,72)].

- 新規発症と既存の高血圧を区別せずに，災害地域に発生しているすべての高血圧（収縮期血圧140mmHg以上かつ拡張期血圧90mmHg以上）を広義の災害高血圧とする．

- 東日本大震災では，津波被害などの直接的な物的被害を受けた地域の被災者のみならず，周辺の地域住民においても数週間〜数ヵ月間持続する血圧上昇が認められた[73,74)].

- 投薬内容などに変更がないにもかかわらず，収縮期血圧は平均で約12mmHg，脈拍は約5/分増加していた[73)].

- 災害高血圧は，心拍数の増加を伴い，日内変動は認められない（non-dipper型）．

- 災害高血圧の程度・持続は，被害の大きさ，災害地からの居住地までの距離，避難生活，女性，白衣現象陽性，肥満，加齢とともにアルブミン尿陽性，腎機能低下が独立の規定因子である[74,75)].

- 震災後の環境変化や身体的疲労による心理的ストレスに伴う身体反応（交感神経系，視床下部-下垂体-副腎系）が主要因であるが，生活習慣の変化（食事・栄養の偏り，睡眠障害，アルコール多飲，喫煙量増加）などが血圧上昇をより遷延させる[75)].

③ 災害高血圧の治療と管理

1. 災害急性期の降圧治療

- 避難食に含まれる塩分の摂取量増加も血圧上昇をより遷延させると考えられるので，減塩を中心とした食事指導・栄養管理が必要である．

- 減塩に加えて，カリウム摂取の増加が循環器疾患のリスクを低減させることが指摘されていることから，無塩の野菜・トマトジュースや，海藻類，果物・緑黄色野菜などの摂取を増やすことが望まれる．

- 高血圧患者での交感神経遮断薬（α遮断薬またはβ遮断薬）既服用[74,75)]，透析患者でのレニン・アンジオテンシン系（RAS）阻害薬を含む降圧薬既服用は，災害後の血圧上昇に対する予防効果が報告されている．したがって，災害時には高血圧患者の降圧薬の継続は必要である．

- 一方で，交感神経遮断薬やRAS阻害薬には，災害急性期の血圧上昇に対する追加投与による効果の証拠はなく，高齢者，糖尿病，脱水が存在すると，起立性低血圧，高カリウム血症などの副作用に対する観察も必要で，災害後の新規使用の現実性は乏しい．

- カルシウム拮抗薬は血圧上昇に対する予防効果があり[74)]，即効性，確実性や安全性を考慮すると，災害急性期の血圧上昇に対する追加投与に適する．

- 収縮期血圧160mmHg以上の高血圧に対しては薬物治療を開始し，まずは短期的にでも160mmHg未満にコントロールしておくことが有用である[76~78]．最終降圧目標は140mmHg未満が望まれる．
- 被災前の薬剤を継続するのが最も良いが，新規処方例や投薬情報が不明な場合には，長時間作用型カルシウム拮抗薬を処方し，1週間後に来院させて降圧効果を確認する．
- 災害高血圧の血圧レベルは2週間おきに再評価して，降圧療法を見直すことが望ましい．

2. 薬剤の確保と患者情報管理

- 東日本大震災での津波被害者は，非津波被害者に比較して糖尿病治療薬も降圧薬も使用率が低下し，血糖，血圧がより上昇した．これは，残薬，診療情報を記載した手帳（糖尿病連携手帳など）や処方薬剤説明書などの書類が流失し，病院の診療情報も流失したために，震災前の治療の再現が不可能であったことが最大の原因と推察される．
- 患者の診療情報の管理が重要であり，患者側では各種診療手帳の携帯，記入，保管の徹底，診療機関では診療情報の保管法の改善が必要である．また，災害直後の血圧上昇には，特に女性では強い恐怖を伴う心理的体験や住環境の変化に伴うストレス，睡眠障害の関与が大きく，環境整備や心理的ケアなどの対策も重要である．
- 災害時に慢性疾患患者に必要な薬剤確保，ストレス管理，日常生活支援，食事指導，医療機器・資材の確保については，日常から準備（マニュアル化）し，患者に教育しておかなければ，災害時の現場での速やかな対応は困難である[78]．

3. 災害慢性期における高血圧・糖尿病患者の健康問題

- 災害慢性期に至っても，被災・避難者の糖尿病，高血圧，脂質異常症などの慢性疾患の増悪・重症化が数ヵ月～1年間以上持続する場合がある[79,80]．
- 慢性疾患の増悪の持続は，近親者の死亡や傷害などの体験の大きさに相関した絶望感・将来への不安・ストレス，疲労感や身体活動への意欲低下などの心因的な要素，医療環境悪化による服薬・通院アドヒアランスの増悪，居住建物損壊による生活環境（室温，安静・睡眠環境，リラクセーション）や衛生状況（がれきによる粉塵など）の悪化，災害後の栄養学的な問題（食塩摂取増加，エネルギー過剰摂取，カルシウム，マグネシウム，カリウム摂取不足，アルコール多飲など）等が要因と考えられる．
- これらの解決には，内科的治療とともに，保健師・看護師による診療支援，

精神科医や臨床心理士によるメンタルヘルスケア，管理栄養士による栄養指導などが一体となった医療チームによる集約的治療が必要である．

9.　脳卒中

① 糖尿病と脳卒中リスク

- 脳卒中は，虚血性脳卒中である脳梗塞と，出血性脳卒中である脳出血，くも膜下出血の3つに大別される．

- 脳梗塞は，さらに脳深部の穿通動脈が閉塞するラクナ梗塞，頸動脈や脳主幹動脈内のアテローム粥腫が原因となるアテローム血栓性脳梗塞，主に心房細動によってできた左心房内の血栓が脳動脈を閉塞し重症になりやすい心原性脳塞栓症の3病型に分けられる．

- 2型糖尿病患者では，脳梗塞発症リスクが2〜3倍といわれており，発症後の予後も不良であることが多くの研究で示されている[81,82]．特に非心原性脳梗塞，すなわちラクナ梗塞とアテローム血栓性脳梗塞において，糖尿病は重要な危険因子と考えられており[81]，高血圧や脂質異常症，喫煙などの血管危険因子とともに，平時からのコントロールが重要である．

- 2型糖尿病患者では，血管イベント抑制のため，食事療法，運動療法と併せて薬物療法を行うことが勧められている．

- 脳梗塞慢性期患者においては，血糖コントロール単独による脳梗塞再発予防効果は確立されていないが，血圧，脂質の管理も併せた統合的強化療法は有効であると考えられている[83]．

- 脳梗塞の既往を有する糖尿病患者の目標血圧は，収縮期血圧130mmHg未満/拡張期血圧80mmHg未満が妥当とされ，また，75歳以上，両側頸動脈狭窄例，主幹動脈閉塞例，慢性腎臓病（タンパク尿陰性）例においては140/90mmHg未満が妥当とされている[83]．

- 脳出血やくも膜下出血の発症については，糖尿病との強い関連は指摘されていないものの，これらが発症したときの予後不良因子の一つとして，高血糖が指摘されている[84,85]．

- その機序については明らかにされておらず，高血糖と血腫周囲の浮腫増強の関連などが推察されているが，むしろ血糖値の上昇は重症脳出血による侵襲の強さを反映しているだけではないかという考え方もある．

表2 **大規模地震と脳血管イベントに関する報告**（文献86より改変）

地域	発生年	方法，対象患者	地震後研究期間	他年と比較した脳卒中頻度
阪神・淡路	1995	保険データベース，入院	2年	2.4倍
能登半島	2007	単施設	1年	脳出血3.5倍，脳梗塞1.3倍
アブルッツォ（イタリア）	2009	地域データベース，入院	12週	脳出血3.5倍，脳梗塞1.3倍
クライストチャーチ（ニュージーランド）	2010,2011	単施設，入院	6週	脳梗塞93%
東日本	2011	救急記録，救急外来受診	12週	心不全，急性冠症候群，脳卒中，心停止，肺炎が増加
		地域データベース，入院	16週	脳血管疾患1.2倍，脳梗塞1.11倍，脳出血1.15倍，くも膜下出血1.20倍
		単施設，救急外来受診	3週	脳卒中，大動脈解離，肺血栓塞栓症，心停止は増加せず
		単施設，入院	1年	心原性脳塞栓症1.6倍，奇異性脳塞栓症2.25倍
阪神・淡路/東日本	1995/2011	地域死亡データベース	1年	脳卒中関連死1.42/1.33倍
熊本	2016	単施設，入院	12週	脳梗塞1.17倍
熊本	2016	多施設，入院	1年	脳梗塞1.05倍

② 災害下における脳卒中発生リスク

● 地震や水害などの災害時には，さまざまな要因により脳卒中発生リスクが上昇するのではないかと推測される．過去の大規模地震については，他年と災害発生後の疾患の発生率を比較する形で，いくつかの研究が行われている（表2）[86]．その多くで，地震後に脳梗塞の発症がある程度増加したことがうかがえる．

▸ 2016年の熊本地震の際には，単施設研究において地震後12週間で過去3年間の1.17倍の，また多施設研究において地震後1年間で過去3年間の1.05倍の脳梗塞患者が近隣の急性期病院に入院した[86,87]．

▸ 単施設研究において，入院時のHbA1c平均値は，地震前6.1%，地震後6.2%（p=0.01）であった．また，病型別ではラクナ梗塞の割合が地震前19%，地震後22%であった[86]．

● このデータのみで糖尿病と脳梗塞発生との関連を議論することはできないが，耐糖能異常が地震後の脳梗塞患者増加に何らかの影響を与えた可能性もある．

● 災害時には薬物療法や食事療法，運動療法の継続が困難になることで，糖尿

病を含む血管リスク管理が不良になることが指摘されている．糖尿病患者に対しては，そのような状況下でも可能な限り治療を継続すること，脱水を避けることを心がけ，万が一脳卒中が疑われる症状があれば，すぐに医療機関を受診するように指導することが重要と思われる．

③ 脳卒中発症時の症状

● 脳卒中の症状は一般市民に必ずしも知られておらず，発症後の受診遅延がしばしば治療開始の遅れにつながり，予後不良の原因となる．

● 脳梗塞および脳出血の症状として代表的なものは，急性の半身麻痺，発語障害，視覚障害，意識障害などである．一方，くも膜下出血の症状は，突然の頭痛，嘔気・嘔吐，意識障害である．このような症状があれば，平時，災害時にかかわらず，ためらうことなく救急要請し，脳卒中診療が可能な医療機関での診療を受けるよう，患者や家族に周知しておくことが重要である．

④ 災害時の脳卒中再発予防

● 脳卒中既往がある患者においては，再発のリスクを常に念頭に置く必要がある．特に災害時には食事療法や薬物療法が継続できなくなり，血圧や血糖値も急激に変化しやすいため，脳卒中再発にはより一層の注意が必要である[77,88]．

● 局地型地震であった熊本地震においては薬剤供給の問題は大きくなかったが，1995年の阪神・淡路大震災や2011年の東日本大震災のような物流に影響を与えるような災害では，断薬による心血管イベント増加も問題となる．

● 特に脳梗塞再発予防においては，頸動脈や脳動脈の高度狭窄性病変に対する抗血小板薬，心房細動などの塞栓源疾患に対する抗凝固療法の継続がきわめて重要である[83]．

● 災害の事前予測は通常困難であるが，例えば将来的な大規模災害の発生が予想される地域や，台風や水害などある程度予測が可能な状況下においては，その患者に継続の必要性が高い薬剤を備蓄してもらうことも考慮すべきかもしれない．

10. 精神疾患

① 災害時の糖尿病診療と精神疾患

● 災害時に糖尿病患者で精神疾患の発症や増悪が多いとする報告はない．一方で，災害時に心的外傷（トラウマ）体験や不自由な避難生活により新たに精神

疾患を発症したり，既存の精神疾患が悪化することは多く，被災した糖尿病患者の診療では精神疾患への対応機会は増えるであろう．

- ゆえに，患者の被災体験に共感しつつ，普段よりも不眠や不安，抑うつなどの精神状態に配慮した問診が求められる．また，信頼を寄せる医療者からの共感やねぎらいが，患者の心理的安定に大きく寄与する．

2 災害時に起こりやすい精神科的問題

- 災害急性期に発症する精神疾患で最も多いのは，急性ストレス障害（ASD）である．ASDは，心的外傷を契機にフラッシュバックや悪夢，過覚醒，回避，解離，抑うつなどのトラウマ反応を呈する病態である．トラウマ反応が1ヵ月以内で消退すればASDと診断され，1ヵ月以上にわたって持続すれば心的外傷後ストレス障害（PTSD）と診断される．
- ストレスはあらゆる精神疾患の増悪要因であり，災害時に統合失調症や躁うつ病（特に躁状態）の急性増悪に対応を要することがある．
- 避難所生活を余儀なくされるなど，環境変化を契機に認知症高齢者の徘徊やせん妄が問題になることがある．
- 災害中長期には，生活再建の悩みや不自由な仮設住宅での生活から，適応障害やうつ病，アルコール依存症を発症する被災者がみられる．
- 災害急性期から中長期を通して，ストレス反応性ないしはトラウマ反応性に不眠や不安，抑うつなどを呈する被災者は多いが，必ずしも診断がつくものではない．これらは「異常な事態に対する正常な反応」とも呼ばれる．

3 糖尿病診療における精神症状への初期対応

- 災害時には医療資源が不足するため，普段は専門医へ紹介するような精神症状であっても初期対応を求められることがある．

1）不　眠

▶ 日中の適度な運動や日光浴，昼寝を禁止するなどの生活指導を行ったうえで，睡眠薬を投与する．睡眠薬の処方は短期間にとどめる．特に高齢者へはベンゾジアゼピン系薬剤（エチゾラム，ブロチゾラムなど）の投与は避け，非ベンゾジアゼピン系睡眠薬（レンボレキサントなど）を選択する．

2）不安，抑うつ

▶ 共感的に傾聴し，現実的問題への対処や身近な家族や支援者への相談を促す．「このような状況では正常な反応として不安や抑うつが起こりやすく，あなたがおかしくなったわけではない」と説明（ノーマライジング）するだけで落ち着く患者もいる．

▸薬物療法は検討せず，不安や抑うつが増悪傾向にあったり長期化したりする場合には専門医へ紹介するというスタンスでよい．

3) せん妄

▸背景に認知症や脳血管障害を抱える高齢者であることが多い．不眠と同様の生活指導を行い，睡眠覚醒リズムの構築を目指す．抑肝散やトラゾドン，非ベンゾジアゼピン系睡眠薬の投与が比較的安全であるが，興奮を伴うような場合は低用量のリスペリドン投与（0.5〜1mg）を検討する．

▸せん妄治療でしばしば使用されるクエチアピンやオランザピンは，糖尿病患者には禁忌であることに注意したい．

④ 精神科による対応を要する病態

●背景疾患に限らず，①切迫した自殺念慮，②幻覚妄想状態，③躁状態を呈する場合は，専門医への紹介が必要となる．

●ASDの大部分は1ヵ月以内で自然軽快するため，必ずしも専門的対応を要しないが，症状が重篤な例やPTSDに移行する例は専門医への紹介が望ましい．

●災害時には医療機関も被災し，かかりつけの精神科医療機関による対応が難しいこともある．そのような場合は，災害派遣精神医療チーム（DPAT）につなぐとよい．DPATは精神科医や看護師，業務調整員などから構成されるチームであり，精神疾患をもつ被災者の医療支援，災害ストレスによって新たに生じた精神的問題を抱える被災者への対応が主たる役割となっている．

8　特別な配慮が必要な患者・場合

1.　避難所

- 突如始まる500〜1,000人規模での他人との共同生活において，平時と同様に糖尿病治療を継続することは困難である．人前で血糖を測定することやインスリン注射をすることをためらう人も多い．
- しかし，治療の中断は重大な事態を引き起こす可能性がある．そのため，避難所の中に医療行為を行うためのプライバシーが確保できる場所を設定することが必要である．
- そこには血圧計，体重計，血糖自己測定（SMBG）用の備品，インスリン注射用の備品，注射針などの医療用廃棄物入れ，低血糖対策用のブドウ糖，砂糖，飴などを用意しておく．
- 災害時の薬の飲み方やシックデイ対応，緊急連絡先などを記載したポスターなどを掲示する．

1　避難所の生活環境

- 東日本大震災（2011年）直後の避難所では，冬期にもかかわらず暖房もなく，特に子どもや妊婦，高齢者にとっては劣悪な環境であった．体育館の床などで寝ることも多いため，褥瘡のリスクも高い．また，多くの被災者が使用するトイレが不潔なことを理由に自ら飲水を制限し，トイレの利用を控える被災者も多く，急性腎障害（AKI）に至るケースも存在した[89]．
- 褥瘡予防のための段ボールを利用した簡易ベッドや，清潔なトイレの設置など，災害時の環境を整備するために早急な対応が望まれる．
- 災害時には電力や携帯電話の通信の途絶が広範囲に起こりうるため，速やかに移動基地局車や可搬型基地局の設置が望まれる．携帯電話・スマートフォンを充電するためのシステム構築も必要になる．

2　避難所の食事

- 災害急性期には非常食の配給が続くことになるが，非常食や支援物資の配給量は日々変更される[90]．そのため，低血糖リスクの高い薬剤であるインスリン製剤，スルホニル尿素薬（SU薬），速効型インスリン分泌促進薬（グリニド薬）は，投与量の調整や服用中止の判断を行う必要がある．
- 災害時には食塩感受性が増大しており，さらに即席麺などを含む支援物資に

よる食塩摂取過多が加わることが，高血圧の発症や悪化につながると考えられる[90].

- 脱水によるAKIやそれに伴う高カリウム血症を発症しやすい状況であることを考慮し，降圧薬を選択する場合には電解質異常を含めた副作用が少なく，ある程度の降圧作用が期待・予想できる長時間作用型カルシウム拮抗薬が勧められる[90].

③ 避難所での医薬品の準備

- 1型糖尿病やインスリン依存状態もしくはそれに近い人は，発災直後の災害急性期に治療を中断すると，糖尿病性ケトアシドーシス（DKA）を発症する可能性がある．また，食事摂取量が安定しないのにいつもの治療を継続することで重症低血糖のリスクが高くなるなど，災害に対する想定と備えをするよう患者指導しておくことがとても重要になる[89].

- 発災直後の避難所にインスリン製剤を含むすべての医薬品や注射針を速やかに供給することは困難である．そのため，優先順位を設け，利便性が高く，一方で副作用が少ない薬剤を可及的速やかにそろえるべきである．

- 発災直後は低血糖が起こりやすい環境であり，かつ飲料水にも限りがあるため，ブドウ糖はタブレットやゼリー状のものが重宝する[91].

- インスリン製剤では，単位調整がしやすい超速効型インスリン，持効型溶解インスリンの利便性が高い．注射針が十分に供給できない状況下では，同じ注射針を複数回使用しなければならない．注射針がない場合には，使用した注射針をインスリン製剤から外さずに保管することも必要となる[90].他人と注射針を共用することはしてはならない．

- 経口血糖降下薬ではDPP-4阻害薬が第一選択薬となる[91].また，低血糖に留意すればインスリン分泌促進薬であるSU薬，速効型インスリン分泌促進薬も効果がある程度予想しやすく，副作用も少ないため使用しやすい．イメグリミンは歴史が浅く，現時点で災害時に有用かどうかの判断は難しい．

④ 避難所での感染症予防

- 避難所で新型コロナウイルス感染症（COVID-19），インフルエンザ，ノロウイルスなどの感染症がまん延しないようにするためには，手洗いや手指消毒の徹底とマスクの着用が必要である．

- 避難所などでの共同生活では，ノロウイルスなどを中心とした食中毒がまん延しやすい．災害直後には難しい場合も多いが，調理する際には十分な加熱処理を行うことが望ましい．また，感染が疑われる場合には使用するトイレをで

きる限り非感染者と分ける.

⑤ 避難所での外国人への対応

● 発災直後の災害急性期には,外国人には情報が正確に伝わらないことが多い.そのため,避難所を開設してからできる限り早い段階で,2次元コード(QRコード®)を掲載した各国対応のパンフレットやポスターなどを掲示すべきである.

2. 妊 婦

● 糖代謝異常合併妊婦における災害時の主なポイントは,以下の通りである.

▶ 妊婦で問題になるのは,インスリン療法を行っている糖尿病合併妊娠と妊娠糖尿病の女性である.

▶ 糖代謝異常合併妊婦では,母体の状態のみならず胎児の状態把握も必要となる.

▶ 妊娠中の管理としては食事療法とインスリン療法が主であるので,災害時に特に問題になるのは,非妊婦と同様に食料およびインスリン製剤の確保である.

▶ 糖尿病合併妊娠や妊娠糖尿病女性のほとんどは,二次施設以上の病院において内科医,産科医,眼科医,管理栄養士,糖尿病療養指導士などによりフォローアップされている.したがって,施設において糖尿病患者の把握がすぐに行えるような体制を構築することも必要である.

① インスリン治療と食事について

● 食料の確保は重要である.特に妊娠中は,母体のみならず胎児発育のためにも食事を定期的に摂取することが望ましい.

● 妊娠後半期の糖代謝の特徴として,インスリン抵抗性による食後の高血糖・高インスリン血症が挙げられる.インスリン欠乏状態の糖尿病女性や肥満女性の場合は,空腹時にケトーシスになりやすいので注意が必要である.

対 策)

▶ 災害時のライフライン遮断に備え,最低3日分,できれば1週間分の水と食べ物,1〜2週間分のインスリン製剤を常備するよう指導する.インスリン製剤,自己検査用グルコース測定関連器材,ブドウ糖の3点セットを備蓄するように指導する.

▶ 避難場所では,水分をこまめに摂取するよう指導する.特に妊娠悪阻(つわり)時や夏季においては,水分補給が重要である.

❷　低血糖

- 災害によるライフラインの遮断により食料が制限される可能性があり，それまでと同量のインスリン投与では低血糖を生じる可能性があるので注意を要する．

  対　策）

  ▸ 災害時には，インスリン製剤，自己検査用グルコース測定関連器材，ブドウ糖の3点セットを持参して避難するように指導する．

  ▸ 通常の摂取すべき食事量より少ないようであれば，炭水化物の摂取量にあわせてインスリン投与量を調整するよう指導する．例えば，ご飯の量が半分であればインスリン投与量も1/2にするなどの対応が必要である．

❸　ケトーシス・糖尿病性ケトアシドーシス

- 糖尿病合併妊娠，特に1型糖尿病女性では，妊娠初期の妊娠悪阻に十分に注意すべきである．点滴による補液が望まれるが，ライフラインが遮断されている場合には水分補給を徹底し，炭水化物を含む食料の準備を行うことも重要である．炭水化物摂取不足は低血糖の原因ともなり，食料不足で強い飢餓状態に陥った場合はケトーシスや糖尿病性ケトアシドーシス（DKA）の原因にもなる．
- 妊娠中のDKA発症は，母児の生命に影響を及ぼす．一般に，妊婦の場合はDKAにより血圧は低下するが，この際に子宮胎盤循環が減少し，胎児機能不全が生じうる．また，母体アシドーシスにより胎児のアシドーシスが生じ，電解質異常が起こることも考えられる．母体のみならず子宮内の胎児も胎児機能不全や子宮内胎児死亡の頻度が高くなる．
- 妊娠中は1型糖尿病のみならず2型糖尿病においてもDKAを発症する可能性があり，早期診断と早期治療が予後改善に重要である．
- 妊娠中の発症の危険因子として，妊娠初期の妊娠悪阻や妊娠末期の感冒，下痢による脱水症，子宮収縮抑制薬やステロイド薬の投与時などが挙げられる．
- 糖尿病合併妊娠の妊娠初期の妊娠悪阻時は，深部静脈血栓症（DVT）が生じやすいので注意を要する．DKAにより血管内脱水が深部静脈血栓形成のリスクとなる．避難場所における安静状態の長期化は，さらにDVTのリスクを上昇させるので注意を要する．

  対　策）

  ▸ DKAを疑う場合には，医療者は呼吸状態を含めたバイタルサインの把握と，簡易血糖測定器や血中ケトン体測定器，尿定性検査キット（尿糖と尿ケトン体の程度）により早急な診断検査を行い，速やかに医療介入を図る準備を行う．

  ▸ 災害後の避難時に妊婦が発熱や下痢を訴える，あるいは妊婦が強い全身倦怠

感や意識障害を訴える場合には，可及的速やかな管理が必要である．このような患者はDKAのハイリスク群であり，搬送の優先度が高いことに留意すべきである．

▸ ライフラインの状況に鑑み，常時搬送の手段を考えるべきである．

▸ 胎児の元気度の指標として簡便かつ確実なものは「胎動」であり，妊婦に胎動の変化がないか必ず問診する．

3. 高齢者

① 災害直後の一般的な注意

● 日常生活動作（ADL）の低下や，情報にアクセスすることが困難なために，避難が遅れることがある．

● 認知機能障害などにより糖尿病のケアを介護者に依存している場合があるので，キーパーソンとなる介護者から情報を得る．

● 高齢者では低血糖がめまい，脱力感，ろれつが回らないなどの非典型的な症状で起こるか，無自覚である場合が多いので見逃されやすい．いつもと違った症状が出た場合は，血糖自己測定（SMBG）を行うか，糖分を摂取してみる．

● 意識障害などで重症低血糖が起こり，糖分の経口摂取が不可能な場合は，ブドウ糖の静脈内投与やグルカゴンの注射および点鼻粉末剤投与が望ましいが，それが確保されるまでは口唇や歯肉にブドウ糖や砂糖を塗り付ける方法もある．スルホニル尿素薬（SU薬）を服用している場合は低血糖が遷延する可能性があり，症状の回復後も追加の食事を摂る．

● 口渇・多飲・多尿がある場合は，高血糖が疑われる．高齢者では口渇感に乏しく，脱水になりやすいので注意する．感染症などを契機に高浸透圧高血糖状態をきたしやすいので，発熱時や食事が摂れない場合は，特に水分を多めに摂るように指導する．

● 血圧の低下，頻脈，頻呼吸，口腔内や皮膚の乾燥がある場合は感染症をはじめとする重篤な急性合併症の可能性を疑い，緊急の対応が必要である．

● 高齢者では経口血糖降下薬やインスリン製剤，GLP-1受容体作動薬の種類，量，タイミングが不明の場合があるので，お薬手帳や糖尿病連携手帳を常時携行するように指導し，最新の情報を記載しておく．携帯電話・スマートフォンを用いてお薬手帳の内容を定期的に写真に撮っておく方法もある．

表1 避難所における糖尿病の増悪因子

1. 内服薬や注射薬の中断，変更，使用間違い
2. 医療機関受診の中断
3. 高齢者の孤立，介護サポートの途絶
4. 精神的ストレス
5. 寒暖の変化，生活環境のストレス
6. ライフラインの途絶による衛生状態の悪化などに伴う感染症の合併
7. 運動量の低下
8. 食生活の量・時間・質の変化（炭水化物の割合が増加しやすい）

❷ 避難所や仮設住宅における注意点

● 避難所では，高齢者や要介護者は安全なスペースを確保することの困難さ，冷暖房の不備，普段と異なる食事，夜間排尿に対する配慮の不足など，厳しい環境に置かれる場合がある．こうした場合は特別な部屋を設けるなどの対応が必要である．

● 高齢者の仮設住宅での生活は，できるだけ元の居住区で生活できるようにバリアフリーなどのケアつき住宅の設置，見守り要員の設置，コミュニティーの形成支援，恒久住宅への移転支援などの対策が必要である．

● 環境の変化や介護者の不在により，食事，運動，薬剤の管理が困難になるだけでなく，せん妄，認知機能の悪化，うつ状態などの精神症状が起こりやすく，社会サポートと心理サポートが必要になる．

● 血糖コントロールの悪化に注意する．被災者の避難所における糖尿病の増悪因子を表1に示す．

● 塩分の過剰摂取のため，血圧が上昇しやすくなる[92]．

● 災害後，心筋梗塞，高血圧，腎疾患，呼吸器疾患などによる救急外来受診が増えると報告されている[93]．

● 震災後の心的外傷後ストレス障害（PTSD），糖尿病，不眠は，骨折のリスクを上昇させるので注意を要する[94]．

● 震災後に仮設住宅に移った人では，社会ネットワークの低下，心理的ディストレス*（男性），糖尿病と過体重（女性）がフレイルの発症と関連したという報告がある[95]．

---

*ストレスを上手に処理できず，抑うつ，不安，身体症状などをきたし，不快な主観的状態を示す．

4. 精神的サポート

1 災害がもたらすストレス

- 災害がもたらすストレスは，予期せぬ形で自らや目前の人が生死の危機に直面することにより引き起こされる心的外傷体験に伴うストレス，親しい人を喪失することに伴うストレス，居住・職場・学業などの環境の変化に伴うストレスなど，多様である．

- 心的外傷や喪失の体験は，しばしば「自分だけが生き残ってしまった」という罪悪感（サバイバーズギルト）や，「災害に際して適切に行動できなかった」という罪悪感，自責の念をもたらす．

- 糖尿病患者の場合は，これらのストレスに加え，被災直後に糖尿病の病状を維持するための薬品や食料を確保するのが困難であることや，病状増悪の不安なども大きなストレスとなる．災害ストレスは，糖尿病患者の血糖コントロールを悪化させることが知られている[4,96]．

2 災害後に増加が懸念される精神行動面の問題

- 多くの被災者は，精神障害をきたさないまでも，災害により恐怖，不眠，心的外傷後ストレス反応，抑うつ反応，悲嘆反応などの多様なストレス反応や，飲酒，摂食などの行動の変化をきたすことが知られ，幅広い影響に留意する必要がある．

- 災害後に増加が懸念される精神疾患としては，うつ病，心的外傷後ストレス障害（PTSD），パニック障害，その他の不安障害，アルコールを含む物質依存，身体症状症などが挙げられる．

3 心的外傷後ストレス反応

- 心的外傷後ストレス反応には，①意図せず繰り返し心的外傷となった場面に引き戻されたように感情を伴う形で記憶が蘇る再体験症状（侵入症状），②そのような想起のきっかけを避ける回避症状，③認知と気分の陰性の変化，④不眠，イライラ，集中力の低下，過度の警戒心などの過覚醒症状が含まれる．

- 災害直後にこれらの反応が生じることは少なくないが，安全・安心な場所で身体の安静を保ち，人と交わって生活できていれば，多くは自然に消退する．

- 心的外傷体験に起因する症状が一定以上に顕著となった後，1ヵ月以内に消退する場合に，急性ストレス障害（ASD）と診断されうる．1ヵ月以上にわたって

持続し，強い苦痛や生活上の大きな支障となっている場合は，PTSDと診断されうる.

④ 災害急性期の糖尿病患者の精神的サポート

- まずは，安全・安心が得られる生活環境の確保が最優先となる[97]. 血糖コントロールを維持するための医薬品，血糖測定関連器材や食料が確保される必要があり，食料の内容も血糖コントロールを考慮したものが準備されていること，または入手できることが望ましい[98].

- また，可能な限り，災害救援者や避難所の運営に関わる者が，糖尿病を含め心身に疾患，障害をもつ被災者への対応の基本知識を有していることが望ましい.

- 災害後にきたしうる心身の反応について知っておくこと，可能な範囲で食事，運動，睡眠を含む生活パターンや人との交流を保つよう助言・支援すること，また呼吸法などリラクセーションスキルを伝えることは，支援するうえで有用である.

- 以上は，災害が発生する前の平常時から備えをしておくことが必要である. 書籍やセミナーを通して，緊急時の心理的初期対応の心得をまとめたサイコロジカル・ファースト・エイド（PFA）に触れておくことは有益である.

- 大規模な災害の際に，災害対策本部の統括のもとで精神保健面の支援に従事する災害派遣精神医療チーム（DPAT）と適宜連携すると，支援の幅が広がりうる.

⑤ 災害後長期にわたる糖尿病患者の精神的サポートとして考慮すべきこと

- 災害後は，心的外傷後ストレス反応，抑うつ反応，悲嘆反応と関連して，不眠，イライラ，不安，焦燥，怒りっぽさ，集中力・意欲・関心の低下，飲酒量や摂食量の増加などの変化が現れる可能性を念頭に置いて，これらの変化により糖尿病病状のコントロールの困難をきたしていないかを確認する.

- 患者の体験や気持ちを，共感をもって聴くことは大きな救いになり，サポートを進めていくうえでの信頼関係の構築にも有用である. ただし，人に話すことが心理的侵襲や負担となりうることに留意し，本人の意向，状態を適宜確認することは重要である.

- 災害後に糖尿病をはじめとする身体症状が顕著になる，あるいは悪化する場合には，背景に再体験による精神的ストレスが増悪因子として関わっている可能性も検討する.

● 精神的問題を抱える糖尿病患者は，専門医などと連携して心身両面から改善
を図る．特に精神的問題に由来する苦痛，生活への支障が顕著である場合や，
周囲にサポートをする人がいない場合には，専門医や行政などの相談機関に相
談する．

IV

患者の備え

❶ 患者自身の備えの重要性

- これまでの災害の経験から，災害時にはまず自分で身を守り，そして助け合うことの必要性が認識されている．自分自身（家族を含む）の身の安全を守る「自助」，地域やコミュニティーといった周囲の人たちが協力して助け合う「共助」，また市町村や消防，県や警察，自衛隊といった公的機関による救助・援助である「公助」に対する取り組みは，災害への備えにおいても重要である．
- 糖尿病患者は，病態や合併症の程度によっては災害時に要配慮者としての対応が必要とされ，患者一人ひとりが日頃から災害に備えると同時に，医師・医療スタッフが患者自身の災害への備えについて確認することが，「自分の身は自分で守る」という「自助」を促すことにつながる．
- 患者への指導にあたっては，日本糖尿病協会のウェブサイト「糖尿病とともに生きる人の災害への備え」より入手できる資材の活用が有効である（図1）[8]．

2次元
コード
文献8)

❷ 非常持出袋

- 大規模災害の発災時には，行政の災害対策本部が設置され，救援活動が開始されるが，どこにでもすぐに救援物資が届くとは限らない．発災後3日間の超急性期には，「自助」の観点から，「自分の身は自分で守る」ための非常用キットを準備しておくことが大切である．
- 非常持出袋には，水，食料，着替え，携帯ラジオ，懐中電灯，電池，携帯電

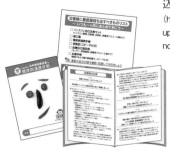

『糖尿病連携手帳挟み込み型 防災リーフレット』
(https://www.nittokyo.or.jp/uploads/files/disaster_leaf_note_2024.pdf)

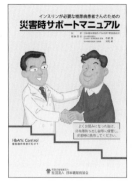

『インスリンが必要な糖尿病患者さんのための災害時サポートマニュアル』
(https://www.nittokyo.or.jp/uploads/files/disaster_manual_2023.02.pdf)

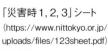

「災害時1, 2, 3」シート
(https://www.nittokyo.or.jp/uploads/files/123sheet.pdf)

図1 日本糖尿病協会が提供している資材（文献8より）

表1　非常用キットのチェックリスト

糖尿病用医療品	チェック	生活用品	チェック
経口薬		貴重品 (現金, 通帳)	
インスリン自己注射セット		懐中電灯, 電池	
持続皮下インスリン注入キット		携帯電話, 充電器	
GLP-1 受容体作動薬 (注射剤)		携帯用ラジオ	
自己検査用グルコース測定器		飲料水	
低血糖時のためのブドウ糖		非常食	
救急箱	チェック	着替え	
常備薬		室内履き	
消毒液		ウェットティッシュ	
ばんそうこう		ビニール袋	
体温計		予備のメガネ	
マスク		メモ, 筆記用具	
診療記録・保険証など	チェック	洗面用具, タオル	
糖尿病連携手帳		トイレットペーパー	
お薬手帳 (または処方箋の写し)		生理用品	
マイナンバーカード		軍手	
保険証			

話や充電器などを用意する．チェックリストを参考にして，自分に必要なものを用意する(表1)．すぐに持ち出せる場所に置き，食品や電池などの使用期限が決められているものについては，定期的に点検し入れ替えることも必要である．
● 予備のメガネ (コンタクトレンズ)，マスク，手袋，携帯トイレ，女性の生理用品も用意しておくとよい．

③ 医薬品・治療機器

● 普段使用している治療薬，インスリン製剤，注射針，自己検査用グルコース測定器などは，すぐに持ち出せるように普段から置き場所を決めておく．
● 自宅外 (職場，学校など) で被災した場合は，帰宅が困難になる可能性もあるので，職場や学校にも予備の医薬品・治療機器を置いておくようにする．

④ 糖尿病連携手帳，お薬手帳 (または処方箋の写し)，緊急連絡先

● 診療の状態が把握できる糖尿病連携手帳やお薬手帳などの情報が，災害時に大変有効であるとされている．保険証 (マイナンバーカード) や医薬品などとともに，すぐに持ち出せるようにしておくことが重要である．
● 糖尿病連携手帳は，糖尿病の状態，合併症の状態のみならず，かかりつけ医

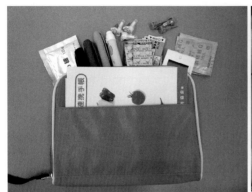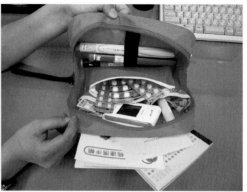

図2　いつでも安心ポーチ（薬入れポーチ）

の情報が記入されていることを確認しておく.

● 地域や病院群で電子カルテ情報ネットワークが整備されている場合は，災害時にはかかりつけ医以外でも診療情報の共有が可能となり（例：くまもとメディカルネットワーク[99]），病状の確認や治療継続に有用である．ネットワークへの登録や個人情報共有への同意など，事前の準備が必要なこともあり，利用について医療スタッフとともに確認しておく.

2次元
コード
文献99)

⑤　薬入れポーチ（ケース）

● やや大きめのポーチやケースに医薬品や治療機器を1～2週間分ほど入れ，糖尿病連携手帳やお薬手帳も一緒に入れる．旅行や出張に出かけるときもそのまま持ち出せるようなものにしておき（いつでも安心ポーチ），どこにいくときもそれを携帯する習慣をつけることが災害への備えの一つとなる（図2）.

⑥　携帯電話・スマートフォン

● 自身の安否の通知のみならず，家族や知人の安否確認，情報取得に欠かせない.

● 発災直後，電話通話が不能または困難な場合は，「災害用伝言ダイヤル（171）」および「災害用伝言板サービス」が有効である．毎月1日・15日，正月三が日，防災週間（8月30日～9月5日），防災とボランティア週間（1月15日～1月21日）に，体験利用が可能であり，家族や知人間で運用について確認しておくことが重要である.

● 被災地にあって電話通話が困難な場合でも，データ通信や無線LAN（Wi-Fi®）での通信は可能となる場合があり，通話以外での通信手段として普段からこれらの通信方法を利用しておくと有用である.

⑦ SNSなどによる情報共有

- 平時よりSNSなどを用いて医療機関との情報共有，患者間での情報共有を行っておくことで，発災時にはこれらを用いた情報の発信，双方向のやりとりが可能になる．地域や患者会などの単位で，情報共有ネットワークの整備を進めることが重要である．
- 現在，日本糖尿病協会でLINE®などのSNSのネットワーク構築を進めており，災害教育のなかで普及啓発していくことが望まれる．

⑧ 避難所の確認

- 被災した際に避難する場所を，あらかじめ家族や知人と確認しておく．多くの被災者が押し寄せ，満員になった場合の他の避難所の利用の可能性や，避難所への経路の安全についても確認することが必要である．
- 帰宅困難となった場合の対応などもあらかじめ確認し，共有しておくことも重要である．

引用文献

1） 東日本大震災から見た災害時の糖尿病医療体制構築のための調査研究委員会編：東日本大震災から見た災害時の糖尿病医療体制構築のための調査研究 アンケート調査結果報告書，日本糖尿病学会，2012

2） 気象庁：震度データベース検索，1919年1月1日～2024年2月1日．https://www.data.jma.go.jp/eqdb/data/shindo/index.html（2024年3月閲覧）

3） Kondo T, et al：Impacts of the 2016 Kumamoto Earthquake on glycemic control in patients with diabetes. J Diabetes Investig 10：521-530, 2019

4） Inui A, et al：Effect of the Kobe earthquake on stress and glycemic control in patients with diabetes mellitus. Arch Intern Med 158：274-278, 1998

5） Kamoi K, et al：Effect of the 2004 Mid Niigata Prefecture earthquake on glycemic control in type 1 diabetic patients. Diabetes Res Clin Pract 74：141-147, 2006

6） Tanaka M, et al：Impacts of the Great East Japan Earthquake on diabetic patients. J Diabetes Investig 6：577-586, 2015

7） Tanaka M, et al：Glycemic control in diabetic patients with impaired endogenous insulin secretory capacity is vulnerable after a natural disaster：study of Great East Japan Earthquake. Diabetes Care 37：e212-e213, 2014

8） 日本糖尿病協会：糖尿病とともに生きる人の災害への備え．https://www.nittokyo.or.jp/modules/patient/index.php?content_id=32（2024年3月閲覧）

9） 熊坂義裕：災害時の糖尿病医療 —地域医療の立場から—．糖尿病 54：668-669，2011

10） 加藤泰久：被災地外からの支援医師の役割は．糖尿病 54：670-671，2011

11） 日本災害医学会：災害時超急性期における必須医薬品リスト（DMATによる救命救急医療用医薬品を除く）2021年改訂版．https://jadm.or.jp/contents/model/（2024年3月閲覧）

12） 山本康史ほか編：1型糖尿病IDDMお役立ちマニュアルPART 3 災害対応編 別冊 1型糖尿病［IDDM］関係者の東日本大震災，日本IDDMネットワーク，2013

13） 日本糖尿病協会：災害時糖尿病医療支援チームDiaMAT．https://www.nittokyo.or.jp/modules/about/index.php?content_id=55（2024年3月閲覧）

14） 日本糖尿病学会：DiaMATについて．http://www.jds.or.jp/modules/shinsai/index.php?content_id=12（2024年3月閲覧）

15） 日本糖尿病教育・看護学会特別委員会「災害時の糖尿病看護マニュアル」改訂ワーキンググループ編：高血糖・低血糖への対処．改訂版 災害時の糖尿病看護マニュアル，日本糖尿病教育・看護学会，11，2020．https://jaden1996.com/documents/saigai_manual2.pdf（2024年3月閲覧）

16） 大規模災害時の医薬品等供給マニュアル 大規模災害時の医薬品等供給システム検討会報告書（第二次改訂版），国政情報センター，11，2005

17） 平成23年度厚生労働科学研究「薬局及び薬剤師に関する災害対策マニュアルの策定に関する研究」研究班：薬剤師のための災害対策マニュアル，55，2012．https://www.nichiyaku.or.jp/assets/uploads/activities/saigai_manual.pdf（2024年3月閲覧）

18） 日本くすりと糖尿病学会：日本くすりと糖尿病学会薬局部会作成シックデイカード．https://jpds.or.jp/sick-day-card/（2024年3月閲覧）

19） 日本くすりと糖尿病学会：糖尿病薬適正使用のためのシックデイルール指導のてびき．くすりと糖尿病10 Suppl：137-138，2021

20） 日本くすりと糖尿病学会：薬剤師のための糖尿病患者の継続的薬学管理のための災害対応のてびき．くすりと糖尿病10 Suppl：154-167，2021

21） 朝倉俊成ほか：インスリンカートリッジ内への空気混入が製剤の濃度および注入器の注入精度

に与える影響について ─注射針を付けたまま保管した場合の悪影響─. 糖尿病50：877-882, 2007

22）日本くすりと糖尿病学会：糖尿病治療用注射製剤の自己注射や血糖自己測定用アルコール消毒綿不足時の対処について（例示）. くすりと糖尿病10 Suppl：120-122, 2021

23）朝倉俊成ほか：凍結によるインスリン製剤の性状変化観察と凍結後解凍したインスリン製剤の使用防止のための患者説明のありかた. 糖尿病46：767-773, 2003

24）朝倉俊成ほか：高温環境下に放置した懸濁インスリン製剤の濁度変化に関する基礎試験. 糖尿病52：977-981, 2009

25）朝倉俊成ほか：高温環境下でのインスリン製剤の保管に関する提案. くすりと糖尿病9：104-113, 2020

26）朝倉俊成ほか：インスリンカートリッジ製剤の落下試験による破損状態とその防止対策の検討. 糖尿病45：127-132, 2002

27）Engel, GL：The need for a new medical model：a challenge for biomedicine. Science 196：129-136, 1977

28）日本臨床検査医学会東日本大震災対策委員会編：東日本大震災における臨床検査支援活動 ─記録と提言─, 日本臨床検査医学会東日本大震災対策委員会, 2012

29）日本臨床検査医学会熊本地震対策委員会編：熊本地震における臨床検査支援活動, 日本臨床検査医学会熊本地震対策委員会, 2017

30）日本歯周病学会編：糖尿病患者に対する歯周治療ガイドライン, 2014改訂第2版, 医歯薬出版, 38-42, 2014

31）日本歯周病学会編：糖尿病患者に対する歯周治療ガイドライン, 2014改訂第2版, 医歯薬出版, 13-18, 2014

32）足立了平ほか：大規模災害における気道感染予防の重要性. 日口腔感染症会誌 19：2-10, 2012

33）Yamazoe J, et al：Roles of dental care in disaster medicine in Japan. Curr Oral Health Rep 9：111-118, 2022

34）日本口腔ケア学会：災害時の口腔ケア. https://www.oralcare-jp.org/links/（2024年3月閲覧）

35）日本ペインクリニック学会神経障害性疼痛薬物療法ガイドライン改訂版作成ワーキンググループ編：神経障害性疼痛薬物療法ガイドライン, 改訂第2版, 真興交易医書出版部, 2016

36）厚生労働科学研究費補助金難治性疾患政策研究事業 網膜脈絡膜・視神経萎縮症に関する調査研究 平成28年度 総括・分担研究報告書, 2017

37）Yau JWY, et al：Global prevalence and major risk factors of diabetic retinopathy. Diabetes Care 35：556-564, 2012

38）Sasaki A, et al：Development of diabetic retinopathy and its associated risk factors in type 2 diabetic patients in Osaka district, Japan：a long-term prospective study. Diabetes Res Clin Pract 10：257-263, 1990

39）上杉泰隆ほか：地震災害. 日医師会誌 149特別号：319-320, 2020

40）赤塚東司雄：適切な透析室災害対策. 透析室の災害対策マニュアル, 改訂2版, メディカ出版, 52-54, 2012

41）日本透析医会：透析患者の災害対策 ～災害時にすべきこと、起こる前の備え～. http://www.touseki-ikai.or.jp/htm/05_publish/doc/20230331_Disaster_countermeasures_for_dialysis_patients.pdf（2024年3月閲覧）

42）日本循環器学会/日本血管外科学会：2022年改訂版 末梢動脈疾患ガイドライン. https://www.j-circ.or.jp/cms/wp-content/uploads/2022/03/JCS2022_Azuma.pdf（2024年3月閲覧）

43）Monteiro-Soares M, et al：Risk stratification systems for diabetic foot ulcers：a systematic review. Diabetologia 54：1190-1199, 2011

44）田中純太：肺血栓塞栓症：「防ぎ得た死」を防止するための深部静脈血栓症対策. 日内会誌

　　　101：3019-3024，2012

45）Kario K, et al：Earthquake-induced potentiation of acute risk factors in hypertensive elderly patients：possible triggering of cardiovascular events after a major earthquake. J Am Coll Cardiol 29：926-933, 1997

46）榛沢和彦ほか：新潟県中越地震6年後のDVT検診結果：DVTと高血圧との関連．静脈学 23：315-320，2012

47）Sato K, et al：Risk factors and prevalence of deep vein thrombosis after the 2016 Kumamoto Earthquakes. Circ J 83：1342-1348, 2019

48）Sahebi A, et al：Deep vein thrombosis after earthquake：a systematic review and meta-analysis. Disaster Med Public Health Prep 17：e304, 2023

49）Shibata M, et al：Deep venous thrombosis among disaster shelter inhabitants following the March 2011 earthquake and tsunami in Japan：a descriptive study. Phlebology 29：257-266, 2014

50）Ueda S, et al：One-year overview of deep vein thrombosis prevalence in the Ishinomaki area since the Great East Japan Earthquake. Ann Vasc Dis 7：365-368, 2014

51）榛沢和彦：災害と関連する血栓性疾患．日血栓止血会誌 30：81-87，2019

52）榛澤和彦：震災（災害）と静脈血栓塞栓症．Int Rev Thromb 9：206-211，2014

53）布施一郎ほか：新潟県中越大震災被災地住民に対する深部静脈血栓症（DVT）/肺塞栓症（PE）の診断，治療ガイドライン．新潟医師会報 675：2-12，2006

54）榛沢和彦：エコノミークラス症候群発生状況と予防活動の成果．医事新報 4871：28-32，2017

55）日本循環器学会/日本高血圧学会/日本心臓病学会：循環器病ガイドシリーズ2014年度版：災害時循環器疾患の予防・管理に関するガイドライン．https://www.j-circ.or.jp/cms/wp-content/uploads/2020/02/JCS2014_shimokawa_h.pdf（2024年3月閲覧）

56）日本内科学会：「平成28年熊本地震」について．https://www.naika.or.jp/saigai/kumamoto/（2024年3月閲覧）

57）厚生労働省：エコノミークラス症候群の予防のために．https://www.mhlw.go.jp/stf/newpage_07384.html（2024年3月閲覧）

58）日本放送協会：災害時はエコノミークラス症候群に注意！ 避難所での対策とふだんの備え．https://www.nhk.or.jp/kenko/atc_1322.html（2024年3月閲覧）

59）臨床糖尿病支援ネットワーク編著：糖尿病災害時サバイバルマニュアル，第2版．https://www.cad-net.jp/news/uploads/69/556dba784f82e1adde8f7da217561b9c.pdf（2024年3月閲覧）

60）Kishimoto M, et al：Diabetes care：after the Great East Japan Earthquake. J Diabetes Investig 4：97-102, 2013

61）Chávez-Reyes J, et al：Susceptibility for some infectious diseases in patients with diabetes：the key role of glycemia. Front Public Health 9：559595, 2021

62）Ata A, et al：Postoperative hyperglycemia and surgical site infection in general surgery patients. Arch Surg 145：858-864, 2010

63）Hartmann-Boyce J, et al：Risks of and from SARS-CoV-2 infection and COVID-19 in people with diabetes：a systematic review of reviews. Diabetes Care 44：2790-2811, 2021

64）内閣府：避難所の生活環境対策．https://www.bousai.go.jp/taisaku/hinanjo/index.html（2024年3月閲覧）

65）日本環境感染学会災害時感染制御検討委員会編：大規模自然災害の被災地における感染制御支援マニュアル 2021．http://www.kankyokansen.org/other/dict_manual.pdf（2024年3月閲覧）

66）Saito I, et al：Diabetes and the risk of coronary heart disease in the general Japanese population：the Japan Public Health Center-based prospective（JPHC）study. Atherosclerosis 216：187-191, 2011

67) Aoki T, et al：The Great East Japan Earthquake Disaster and cardiovascular diseases. Eur Heart J 33：2796-2803, 2012

68) Ditchburn CJ, et al：Silent myocardial ischaemia in patients with proved coronary artery disease：a comparison of diabetic and non-diabetic patients. Postgrad Med J 77：395-398, 2001

69) Suzuki S, et al：Hanshin-Awaji earthquake as a trigger for acute myocardial infarction. Am Heart J 134：974-977, 1997

70) Kario K, et al：Disasters and the heart：a review of the effects of earthquake-induced stress on cardiovascular disease. Hypertens Res 26：355-367, 2003

71) Minami J, et al：Effect of the Hanshin-Awaji earthquake on home blood pressure in patients with essential hypertension. Am J Hypertens 10：222-225, 1997

72) Kamoi K, et al：Effect of the 2004 Mid-Niigata Prefecture earthquake on home blood pressure measurement in the morning in type 2 diabetic patients. Clin Exp Hypertens 28：719-729, 2006

73) Satoh M, et al：Acute and subacute effects of the great East Japan earthquake on home blood pressure values. Hypertension 58：e193-e194, 2011

74) Tanaka K, et al：The great East Japan earthquake：blood pressure control in patients with chronic kidney disease. Am J Hypertens 25：951-954, 2012

75) Kario K, et al：Factors associated with the occurrence and magnitude of earthquake-induced increases in blood pressure. Am J Med 111：379-384, 2001

76) Kario K：Disaster hypertension —its characteristics, mechanism, and management—. Circ J 76：553-562, 2012

77) Nishizawa M, et al：Disaster hypertension：experience from the great East Japan earthquake of 2011. Curr Hypertens Rep 14：375-381, 2012

78) Kario K：Management of high casual blood pressure in a disaster situation：the 1995 Hanshin-Awaji earthquake. Am J Hypertens 11：1138-1139, 1998

79) Giorgini P, et al：Long-term blood pressure changes induced by the 2009 L'Aquila earthquake：assessment by 24 h ambulatory monitoring. Hypertens Res 36：795-798, 2013

80) Tanaka K, et al：Aftercare for the prevention of a secondary health disaster in survivors of major earthquakes. Hypertens Res 36：759-761, 2013

81) Iso H, et al：Type 2 diabetes and risk of non-embolic ischaemic stroke in Japanese men and women. Diabetologia 47：2137-2144, 2004

82) Bradley SA, et al：Role of diabetes in stroke：recent advances in pathophysiology and clinical management. Diabetes Metab Res Rev 38：e3495, 2022

83) 日本脳卒中学会脳卒中ガイドライン委員会編：脳卒中治療ガイドライン2021, 協和企画, 2021

84) Gupta H, et al：Acute hyperglycemia and in-hospital mortality in spontaneous intracerebral hemorrhage. Can J Neurol Sci 50：115-118, 2023

85) Kruyt ND, et al：Hyperglycemia and clinical outcome in aneurysmal subarachnoid hemorrhage：a meta-analysis. Stroke 40：e424-e430, 2009

86) Inatomi Y, et al：Clinical characteristics of patients with ischemic stroke following the 2016 Kumamoto earthquake. J Clin Neurosci 46：79-84, 2017

87) Inatomi Y, et al：Clinical characteristics of patients with ischemic stroke after the 2016 Kumamoto earthquake, a multi-center study. Neurol Sci 42：5055-5063, 2021

88) Kirizuka K, et al：Influences of The Great Hanshin-Awaji Earthquake on glycemic control in diabetic patients. Diabetes Res Clin Pract 36：193-196, 1997

89) 児玉慎二郎：改めて震災を振り返って. さかえ 9：6, 2012

90）児玉慎二郎：震災地域の糖尿病診療．糖尿病・内分泌代謝科56：105，2023

91）児玉慎二郎ほか：医療災害への備えと災害時の対応．日医師会誌 150：168-170，2021

92）Hoshide S, et al：Salt intake and risk of disaster hypertension among evacuees in a shelter after the Great East Japan Earthquake. Hypertension 74：564-571, 2019

93）Lee DC, et al：Acute post-disaster medical needs of patients with diabetes：emergency department use in New York City by diabetic adults after Hurricane Sandy. BMJ Open Diabetes Res Care 4：e000248, 2016

94）Hayashi F, et al：Association between post-traumatic stress disorder symptoms and bone fractures after the Great East Japan Earthquake in older adults：a prospective cohort study from the Fukushima Health Management Survey. BMC Geriatr 21：18, 2021

95）Tsubota-Utsugi M, et al：Association between health risks and frailty in relation to the degree of housing damage among elderly survivors of the great East Japan earthquake. BMC Geriatr 18：133, 2018

96）Fujihara K, et al：Impact of psychological stress caused by the Great East Japan Earthquake on glycemic control in patients with diabetes. Exp Clin Endocrinol Diabetes 120：560-563, 2012

97）Dowling FG, et al：Special Populations. Stoddard FJ Jr, et al eds：Disaster Psychiatry. Readiness, Evaluation, and Treatment, American Psychiatric Association Publishing, 89-110, 2011

98）Kishimoto M, et al：The Great East Japan Earthquake：experiences and suggestions for survivors with diabetes (perspective). PLoS Curr 4：e4facf9d99b997, 2012

99）くまもとメディカルネットワーク：http://kmn.kumamoto.med.or.jp/（2024年3月閲覧）

⬤ 引用文献 2次元コード一覧 （2024年3月現在）

- 気象庁：震度データベース検索
  （引用文献2）

  (https://www.data.jma.go.jp/
  eqdb/data/shindo/index.html)

- 日本糖尿病協会：糖尿病とともに生きる人
  の災害への備え **（引用文献8）**

  (https://www.nittokyo.or.jp/
  modules/patient/index.php?
  content_id=32)

- 日本災害医学会：災害時超急性期におけ
  る必須医薬品リスト（DMATによる救命
  救急医療用医薬品を除く）2021年改訂版
  （引用文献11）

  (https://jadm.or.jp/contents/
  model/)

- 日本糖尿病協会：災害時糖尿病医療支援
  チームDiaMAT **（引用文献13）**

  (https://www.nittokyo.or.jp/
  modules/about/index.php?
  content_id=55)

- 日本糖尿病学会：DiaMATについて
  （引用文献14）

  (http://www.jds.or.jp/modules/
  shinsai/index.php?content_
  id=12)

- 日本糖尿病教育・看護学会特別委員会
  「災害時の糖尿病看護マニュアル」改訂
  ワーキンググループ編：改訂版 災害時
  の糖尿病看護マニュアル **（引用文献15）**

  (https://jaden1996.com/documents/
  saigai_manual2.pdf)

- 平成23年度厚生労働科学研究「薬局及び
  薬剤師に関する災害対策マニュアルの策
  定に関する研究」研究班：薬剤師のため
  の災害対策マニュアル **（引用文献17）**

  (https://www.nichiyaku.or.jp/
  assets/uploads/activities/saigai_
  manual.pdf)

- 日本くすりと糖尿病学会：日本くすりと
  糖尿病学会薬局部会作成シックデイカー
  ド **（引用文献18）**

  (https://jpds.or.jp/sick-day-card/)

- 日本口腔ケア学会：災害時の口腔ケア
  （引用文献34）

  (https://www.oralcare-jp.org/
  links/)

- 日本透析医会：透析患者の災害対策 ～
  災害時にすべきこと、起こる前の備え～
  （引用文献41）

  (http://www.touseki-ikai.or.jp/
  htm/05_publish/doc/20230331_
  Disaster_countermeasures_for_
  dialysis_patients.pdf)

- 日本循環器学会/日本血管外科学会：
  2022年改訂版 末梢動脈疾患ガイドライ
  ン **（引用文献42）**

  (https://www.j-circ.or.jp/cms/
  wp-content/uploads/2022/03/
  JCS2022_Azuma.pdf)

- 日本循環器学会/日本高血圧学会/日本心
  臓病学会：循環器病ガイドシリーズ
  2014年度版：災害時循環器疾患の予防・
  管理に関するガイドライン **（引用文献55）**

  (https://www.j-circ.or.jp/cms/
  wp-content/uploads/2020/02/
  JCS2014_shimokawa_h.pdf)

- 日本内科学会：「平成28年熊本地震」について (引用文献56)
  (https://www.naika.or.jp/saigai/kumamoto/)

- 厚生労働省：エコノミークラス症候群の予防のために (引用文献57)
  (https://www.mhlw.go.jp/stf/newpage_07384.html)

- 日本放送協会：災害時はエコノミークラス症候群に注意！ 避難所での対策とふだんの備え (引用文献58)
  (https://www.nhk.or.jp/kenko/atc_1322.html)

- 臨床糖尿病支援ネットワーク編著：糖尿病災害時サバイバルマニュアル 第2版 (引用文献59)
  (https://www.cad-net.jp/news/uploads/69/556dba784f82e1adde8f7da217561b9c.pdf)

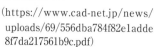

- 内閣府：避難所の生活環境対策 (引用文献64)
  (https://www.bousai.go.jp/taisaku/hinanjo/index.html)

- 日本環境感染学会災害時感染制御検討委員会編：大規模自然災害の被災地における感染制御支援マニュアル 2021 (引用文献65)
  (http://www.kankyokansen.org/other/dict_manual.pdf)

- くまもとメディカルネットワーク (引用文献99)
  (http://kmn.kumamoto.med.or.jp/)

● 索 引

和 文 索 引

あ

（災害）亜急性期　24, 27, 75
足壊疽　64, 71

い

痛み　65
イメグリミン　55
医薬品の備蓄　3
医療連携　7
インスリン　48, 92
インスリン依存状態　48
インスリンポンプ　49

う

運動　35
運動療法　57

え

壊死性筋膜炎　76

お

お薬手帳　101

か

外国人　92
外耳道炎　76
下肢末梢動脈疾患　71
下腿-上腕血圧比　72
化膿性筋炎　76
看護師　25
患者教育　28, 73
患者指導　10
患者の備え　100
患者への啓発　13
感染症　76, 91
管理栄養士　32

き

（災害）急性期　23, 26, 74, 83, 97
急性腎障害　68
急性ストレス障害　88
虚血性心疾患　79
筋肉の柔軟性を維持するための運動　35
筋力を維持するための運動　35

く

熊本地震　7, 19
熊本糖尿病支援チーム　19
くまもとメディカルネットワーク　8
くも膜下出血　85
グリニド薬　53
訓練　5

け

経口血糖降下薬の調整（災害時）　52
血糖自己測定　48
ケトーシス　24
健康運動指導士　35

こ

口腔環境　43
口腔ケア　44
高血圧　82
高血糖　59
高浸透圧高血糖状態　61
公認心理師　38
高齢者　94
誤嚥性肺炎　43

さ

災害亜急性期　24, 27, 75
災害急性期　23, 26, 74, 83, 97

災害高血圧　82
災害対応マニュアル　5
災害超急性期　23, 26, 74
災害派遣医療チーム　16
災害派遣精神医療チーム　38, 89, 97
災害慢性期　24, 28, 75, 84
サバイバーズギルト　96

し

歯科医師　43
歯科衛生士　43
シックデイ　14, 29
静脈血栓塞栓症　73, 74
食事療法　57
食料の備蓄　3
処方内容が不明な糖尿病患者　24
新型コロナウイルス感染症　78
神経障害　64
心的外傷後ストレス障害　88, 96
心的外傷後ストレス反応　96
深部静脈血栓症　73, 93
心不全　81

す

ストレス　39, 74, 82, 96
ストレッチング　35
スルホニル尿素薬　52

せ

精神疾患　87
せん妄　89

そ

足壊疽　64, 71
速効型インスリン分泌促進薬　53

た

たこつぼ型心筋症　80

胆嚢炎　76

ち

チアゾリジン薬　54
地域糖尿病療養指導士　18
（災害）超急性期　23, 26, 74

て

低血糖　24, 59, 93

と

透析患者　69
糖尿病医療支援チーム　9, 18
　☞「DiaMAT」も見よ
糖尿病医療従事者の教育　9
糖尿病性ケトアシドーシス　14,
　48, 61, 93
糖尿病性昏睡　61
糖尿病性腎症　68
糖尿病性足病変　64, 71, 76
糖尿病網膜症　66
糖尿病連携手帳　101
トリアージ　23

に

日本糖尿病療養指導士　18
尿路感染症　76
妊婦　92

の

脳血管イベント　86
脳梗塞　85

脳出血　85
脳卒中　85
　――の症状　87
能登半島地震　21

は

肺血栓塞栓症　73

ひ

東日本大震災　7, 40
ビグアナイド薬　54
非常食の備蓄　32
非常持出袋　100
非常用キットのチェックリスト
　101
備蓄　3, 32
　医薬品の――　3
　食料の――　3
　非常食の――　32
　水の――　33
避難所　90
　――における糖尿病の増悪因
　　子　95
皮膚灌流圧　73
表在性真菌症　76

ふ

不安　88
不眠　88

ほ

包括的高度慢性下肢虚血　71

保健師　25

ま

（災害）慢性期　24, 28, 75, 84

み

水の備蓄　33

む

無自覚性低血糖　65

や

薬剤師　29
薬剤説明のポイント　30

よ

抑うつ　88

ら

ライフライン　2

り

理学療法士　35
臨床検査技師　40
臨床工学技士　40
臨床心理士　38

れ

レジスタンス運動　35

欧文索引

A

α-グルコシダーゼ阻害薬（α-GI）
　53
ABI　72
AKI　68
ASD　88

C

CDEJ　18
CDEL　18
CLTI　71
COVID-19　78

D

DiaMAT　9, 18
　──の具体的活動　21

──の支援活動　9
──の組織　18
──の対応区分　11, 21
──の発災時の支援体制の確
　立に向けた連絡系統図　22
DKA　14, 48, 61, 93
DMAT　16
DPAT　38, 89, 97
DPP-4 阻害薬　54
DVT　73, 93

G

GIP／GLP-1 受容体作動薬　51
GLP-1 受容体作動薬　51, 55

K

K-DAT　19

P

PAD　71
PTE　73
PTSD　88, 96

S

SGLT2 阻害薬　55
SMBG　48
SPP　73
SU 薬　52

V

VTE　73, 74

検印省略

**糖尿病医療者のための
災害時糖尿病診療マニュアル
2024**

定価（本体 1,700円＋税）

2024年5月15日　第1版　第1刷発行

編著者　　一般社団法人 日本糖尿病学会
　　　　　公益社団法人 日本糖尿病協会
発行者　　浅井　麻紀
発行所　　株式会社 文光堂
　　　　　〒113-0033　東京都文京区本郷7-2-7
　　　　　TEL（03）3813 - 5478（営業）
　　　　　　　（03）3813 - 5411（編集）

印刷・製本：真興社

ISBN978-4-8306-1400-2　　　　　　Printed in Japan